AF392600

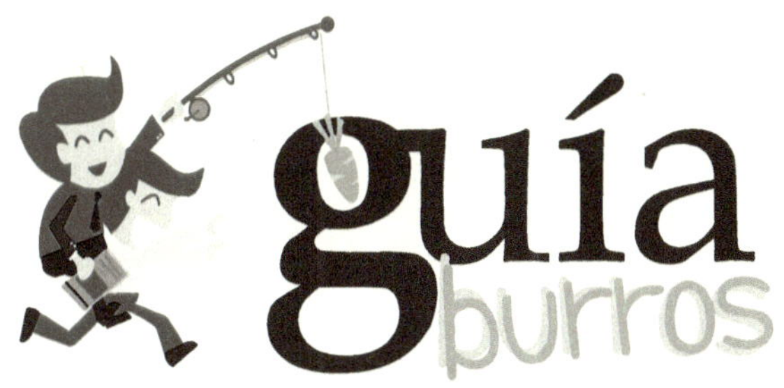

MEDITACIÓN

RAFAEL SANTAMARÍA

www.meditacion.guiaburros.es

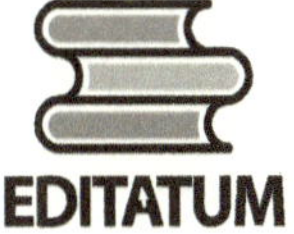

EDITATUM

Diseño de cubierta: ©Andrea Fernández Rodríguez (EDITATUM)
Maquetación de interior: © EDITATUM

Primera edición: agosto de 2020
Cuarta edición: septiembre de 2024

ISBN: 978-84-18429-02-6
Depósito legal: M-20383-2020

IMPRESO EN ESPAÑA/ PRINTED IN SPAIN

Te invitamos a registrar la compra de tu libro o *e-book* dándote de alta en el **Club GuíaBurros,** obtendrás directamente un cupón de **2 € de descuento** para tu próxima compra.

Además, si después de leer este libro, lo has considerado útil e interesante, te agradeceríamos que hicieras sobre él una **reseña honesta en cualquier plataforma de opinión** y nos enviaras un *e-mail* a **opiniones@guiaburros.es** para poder, desde la editorial, enviarte **como regalo otro libro de nuestra colección.**

Agradecimientos

A mis padres, que me regalaron la vida.

A Maharishi Mahesh Yogi, que me dio el conocimiento para poder empezar a entenderla.

Sobre el autor

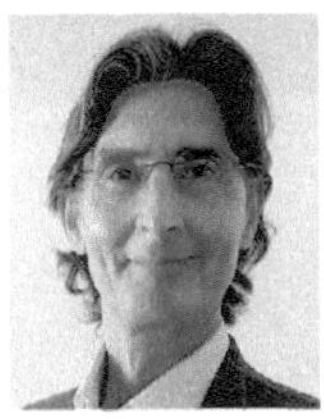 **Rafael Santamaría** es licenciado en Medicina y Cirugía y especialista universitario en Medicina Psicosomática, Psicología de la Salud e Hipnosis clínica. Es médico acreditado en TMNC (Terapias médicas no convencionales) por el Ilustre Colegio Oficial de Médicos de Alicante y Médico homeópata por el Instituto Mexicano de homeopatía y la Federación Española de Médicos Homeópatas (FEMH).

Profesor de yoga por "Estudio y transmisión del yoga" (ETY) y *Master Yoga Teacher* por Yoga Alliance International. Es también diplomado en ayurveda.

Vinculado desde joven con el mundo del yoga y la espiritualidad, practica la meditación desde hace 40 años. Ha realizado cursos avanzados y retiros de meditación fundamentados en la tradición védica y el yoga, pero también en otras tradiciones meditativas.

Como formador de profesores de yoga, aporta la visión profunda de textos clásicos como los *Yogasutras* de *Patanjali* desde una perspectiva integradora con los conocimientos modernos de la neurociencia contemplativa y también del ayurveda a la luz de los conocimientos actuales de la medicina moderna.

Es autor, en esta misma colección, del libro *GuíaBurros: Medicina Ayurvédica. Sabiduría ancestral de la India para la salud y la longevidad.*

Dirige desde 1995 **ALAYA Clínica Nature Institute** un centro vinculado a la práctica clínica de la Medicina Integrativa y a la docencia de la meditación, el yoga, la medicina mente-cuerpo y la salud integrativa. Mas información en las webs:

www.alayaclinica.com / www.alaya.institute

Índice

Introducción

Recuerdo bien, siendo aún muy joven y recién comenzada mi carrera de medicina, como la meditación se presentó en mi vida. Ciertamente llevaba ya algunos años leyendo sobre los más diversos temas relacionados con la filosofía, la mística oriental y las primeras investigaciones que venía haciendo la disciplina de la parapsicología sobre las posibilidades ocultas de la mente. Era apasionante descubrir un mundo más amplio y lleno de significado y misterio que el mundo cotidiano.

Mas todo ello, en realidad no aliviaba mucho la creciente ansiedad que sentía en mi adolescencia. Aquella información tan solo satisfacía una inquietud y curiosidad intelectual que poco modificaba mis estados de ánimo y mi relación con el mundo. De hecho, era solo eso, *mi mundo*, bien alejado de mis relaciones sociales, donde lo importante en el tiempo libre era cubrir las necesidades adolescentes de diversión y reconocimiento por el sexo opuesto.

Un buen día, rondando los veinte años, encontré afortunadamente un libro cuyo título me llamó poderosamente la atención. Hablaré de la **atención** más adelante, porque de eso trata la meditación y la vida. Pero no anticipemos y volvamos al relato del encuentro, que por aquel entonces parecía fortuito, una casualidad del destino y que, sin embargo, el tiempo se encargó de mostrarme lo contrario.

Aquel libro, cuyo título era *TM. Meditación Trascendental. Descubrimiento de la energía interna y superación del estrés,* de Harol Bloomfield, un médico psiquiatra y dos coautores más, editado en español por Grijalbo en 1976, marcó un antes y un después en mi vida. A este libro, siguieron algunos más sobre la técnica de la **meditación trascendental** que no hicieron más que acrecentar y confirmar mi deseo de aprenderla, pues ninguno de estos libros la enseñaba. Así fue como finalmente tuve la ocasión, bien lejos de mi ciudad natal y durante un cálido verano, de aprender a meditar.

Visto en perspectiva, fueron aquellos años un largo recorrido hasta encontrarme cara a cara con la meditación, pues en la década de los 70-80 los libros y la información sobre las practicas atencionales y meditativas era muy escaso y no se disponía del tremendo recurso que supone en la actualidad la información digitalizada y la red de internet.

Hoy día, querido lector, tienes a tu disposición una ingente cantidad de información sobre el tema. Pero, no creas que te considero del todo afortunado por ello. Primero, porque el exceso de información satura y confunde cuando uno se acerca por primera vez. Segundo, porque la satisfacción inmediata de la necesidad no siempre es lo más recomendable. Tercero, porque la información externa no suple el propio trabajo de reflexión, procesamiento y experiencia, esenciales para que la mera información se convierta en conocimiento propio y pueda otorgar un día la tan preciada sabiduría.

Pero sí, qué duda cabe… ¡la meditación está en auge! Artículos científicos, programas de televisión, famosos que la han incorporado a sus vidas y la promueven públicamente, programas de reducción de estrés basados en la meditación, psicoterapias de tercera generación, neurociencia contemplativa y un largo etc.

La meditación ha empezado a formar parte de nuestra cotidianidad, de nuestro estilo de vida y de nuestra ciencia del bienestar y la salud. Muchos la practican en la intimidad, otros alardean de su condición de meditadores, otros más piensan que no es para ellos y algunos no descartan en aprenderla cuando sus circunstancias sean mejores; los científicos la estudian muy en serio o la desdeñan y los médicos se preguntan perplejos qué tiene que ver la meditación con la medicación y el tratamiento…pues sí, la meditación ha llegado a nuestras vidas para quedarse definitivamente.

Y como no podría ser de otro modo, también el espíritu mercantilista y productivo de nuestro sistema de vida, ávido de beneficios, ha posado su mirada en lo meditativo, llevando la meditación y el yoga al nivel de la moda y el consumismo.

La meditación nos llega, pues, con diferentes envoltorios y contextos: *mindfulness*, *meditación trascendental, yoga, vipassana, za-zen, tai chi*, etc. Es tal el abanico de posibilidades y de métodos y técnicas, que se incita más a la pregunta que a la respuesta.

El avance imparable de la tecnología y la expansión de la información a través de internet y de una sociedad cada vez más globalizada no son los únicos responsables de la invasión de lo meditativo y el desarrollo personal, pues hay también una necesidad acuciante por parte de los individuos de resolver la problemática que nuestra forma de vida crea y de buscar nuevas alternativas de bienestar en el más amplio sentido de la palabra.

Simultáneamente a ello, hay en nuestra época una mayor apertura a lo espiritual y trascendente que demanda nuevas vías de acceso a su experiencia, más allá de las estrechas formas que la religión o la filosofía han marcado en Occidente.

Sin embargo, para la inmensa mayoría, la meditación, sigue siendo una gran desconocida. A lo largo de las siguientes páginas espero poder esclarecer las dudas de un proceso que, lejos de ser contemporáneo, tiene su origen en la más remota antigüedad y en las más diversas culturas bajo formas y nombres distintos. Todas ellas, en alguna medida, confluyen en nuestro tiempo contribuyendo a generar más confusión que claridad debido a un exceso de información que en ocasiones adolece de poca calidad o rigor y cuyos contenidos no están bien organizados, contrastados o verificados.

Este libro solo pretende ser una pequeña y modesta introducción a la teoría y práctica de la meditación. No agota, ni de lejos, un tema que genera al año miles de artículos científicos, decenas de libros y ensayos de divulgación y autoayuda y otro tanto de conferencias, cursos y documentales que tocan directa o indirectamente el tema. Pruebe el lector a poner la palabra *"mindfulness"* o *"meditation"* en Pubmed, el motor de búsqueda de libre acceso a la base de datos Medline de investigación y documentación biomédica, y podrá comprobar la ingente cantidad de investigación científica publicada hasta la fecha.

Somos afortunados por vivir en esta época de confluencia y síntesis, donde la tradición y la modernidad se pueden dar la mano, donde lo subjetivo y lo objetivo se refuerzan mutuamente, donde la ciencia empieza a confirmar el misticismo y lo espiritual expande los límites del materialismo.

De entre todas las tradiciones, culturas y religiones que nos han legado su conocimiento de las prácticas atencionales o meditativas, la que he estudiado más de cerca es la que corresponde a la **tradición védica** de la India.

Esta tradición representa un descomunal cuerpo de conocimiento acerca de todo: del hombre, de la naturaleza y de Dios. Es en el contexto de esta tradición donde se encuentra el **yoga** como una ciencia especialmente dedicada a otorgar, a todo aquel que lo practique con seriedad y compromiso, la experiencia de un conocimiento y capacidad de acción más allá de las posibilidades ordinarias de la mente y de los sentidos de percepción y acción.

Así pues, este libro explora la **práctica meditativa en el contexto clásico del yoga,** cuya esencia y razón de ser, es el estado meditativo por excelencia.

Se dice popularmente *"todos los caminos conducen a Roma"*, y no me cabe ninguna duda que es así. Diferentes culturas y religiones tienen sus propios y elaborados métodos de conducir una mente dispersa o adormecida a un estado de serenidad y lucidez. Pero estos métodos no serán el objeto de estas páginas.

Espero que este libro te brinde un mejor entendimiento de la meditación y lo que es más importante, te ayude a experimentarla en tus propias carnes. Ojalá pueda servirte de motivación suficiente para que la incorpores en tu vida diaria como un compañero inseparable del largo, y a veces difícil camino que es vivir.

¡Empecemos!

Capítulo 1
¿De dónde vienes?

> Ahora, la enseñanza del Yoga.
>
> *Yogasutras de Patanjali*

Cuando hablo con personas como tú acerca de los motivos e intereses que les empujan a practicar meditación, me encuentro con muchas respuestas personales que encierran un anhelo común: la necesidad de ser más dueños de sus vidas y poder sentir y expresar lo mejor de sí mismas.

Programados para la supervivencia

Las circunstancias de la vida pueden despertarte emociones y sensaciones desagradables relacionadas en general con el miedo o la agresividad, llevándote fácilmente a perder el control, no de las circunstancias externas que están bajo la influencia de muchos factores y personas, sino sobre tus propias respuestas cognitivas, emocionales y conductuales. Quizás no puedas evitar un atasco de tráfico (no depende de ti), pero sí puedes cambiar tu actitud ante él.

Una retención de tráfico es una amenaza si llegas tarde al trabajo o a una cita o simplemente si obstaculiza tu deseo de llegar pronto a casa. Date cuenta de que la **percepción** del atasco es siempre la misma: interminables filas de coches parados o avanzando como tortugas. Sin embargo, dependiendo de cómo estés tú (deseos, expectativas, estado de ánimo, condiciones físicas, etc.) tu **evaluación** cambiará y determinará que la situación del atasco deje de ser "neutra" para convertirse en "negativa" y amenazante. Una vez que el evento o circunstancia ha sido "etiquetado" así, se convierte en un estresor cuya fuerza dependerá de la "evaluación" que hagas de tus propios recursos, posibilidades o alternativas de hacerle frente. Esta **evaluación secundaria** es responsable en última instancia de la carga estresora del estímulo.

Lo esencial, por tanto, es la evaluación de amenaza, y no tanto el hecho u objeto percibido. Por ejemplo, la mayoría de las fobias no entrañan un peligro real y, sin embargo, desencadenan intensas respuestas de activación, incluso **solo pensando** en el objeto fóbico.

En el ejemplo del tráfico, imagina que el atasco va a poner en riesgo tu trabajo porque hoy precisamente tienes una importante entrevista a la que no vas a poder llegar a tiempo. Esto convierte la situación en amenazante. En un instante pasan por tu cabeza posibles soluciones para minimizar el riesgo. Si las encuentras, el potencial estresor del atasco disminuye; si no las hay, la amenaza se mantendrá y pondrás en marcha la **respuesta de estrés** o activación.

Con la activación, tu mente y tu cuerpo se preparan para incrementar sus **recursos de afrontamiento**: la percepción de los diferentes estímulos aumenta porque la alerta y la atención también lo hacen y el cuerpo moviliza grandes cantidades de combustible y sustancias químicas para permitir una respuesta neuro-muscular más eficaz. Además, se desarrolla un estado emocional especifico que acrecienta las posibilidades de que la mente y el cuerpo se entiendan mejor y aumenten su coordinación.

Las **emociones** son respuestas adaptativas al entorno que facilitan la eficacia de nuestras conductas. Con la emoción adecuada hay más posibilidades de éxito. Todos hemos experimentado que corremos más rápido y con menos fatiga si somos presa del pánico o que luchamos con más coraje y fuerza si nos sentimos rabiosos.

La activación aumenta nuestra capacidad de lidiar con los estresores pagando un alto precio, ya que produce un gran desgaste. Del mismo modo sucede cuando subimos de revoluciones un coche para realizar un adelantamiento: aumentamos el consumo de gasolina y el desgaste del motor.

En el reino animal, del cual formamos parte, estas situaciones de **estrés agudo** forman parte del vivir cotidiano, por lo que nuestra fisiología está bien preparada para afrontar el riesgo de vivir peligrosamente. Pero hay una diferencia fundamental entre el ser humano y los animales. Una gacela que logra salvar la vida huyendo de una leona, tiene una activación intensa pero corta, pues la persecución acaba en vida o muerte en apenas pocos minutos. Si la gacela sobrevive, se dedicará a comer y dormir con el fin de recuperar el desgaste de tamaña activación. Sin este reposo, la gacela no podría asumir con éxito una nueva huida.

La vida actual no depara normalmente situaciones de vida o muerte, salvo en casos concretos y aislados, pero nos somete a un *continuum* de eventos estresores de menor intensidad y de la más variada índole. Pasamos entonces de una activación aguda e intensa, a una activación moderada y sostenida en el tiempo (**estrés crónico**) que puede llegar a ser devastadora para la salud. Podemos acostumbrarnos y "adaptarnos" a semejante activación hasta el punto de insensibilizarnos a los mensajes que nuestro cuerpo y nuestra mente nos transmiten, pero si no hacemos nada para remediarlo, llegará un momento en el que nuestras reservas se agotarán y nuestro sistema adrenal de resistencia se colapsará.

Actualmente, el estrés es el mayor responsable del deterioro de la salud, pues interviene tanto en la génesis como en la agravación y cronificación de numerosas enfermedades físicas y psicológicas. La respuesta de estrés produce en grados variables de intensidad, estados psíquicos y físicos (emociones y sensaciones) displacenteros y dolorosos que ponen en marcha conductas reactivas y automáticas con el fin de neutralizarlas.

Estas **conductas de afrontamiento**, conscientes o inconscientes, suelen dirigirse en proporciones y posibilidades variables, a eliminar, o al menos disminuir, el impacto del estresor. Por ejemplo, es fácil que, ante una situación de disputa con la pareja que genera siempre malestar emocional, la conducta de afrontamiento se oriente, bien de forma **directa** hacia la otra persona en forma de agresividad y ataque, bien hacia formas o estrategias **indirectas** como son la comida, la bebida, o cualquier otra distracción que ayude a calmar la ansiedad, la rabia o la tristeza que se siente.

Así pues, las conductas de afrontamiento pueden ser **adaptativas** si consiguen disminuir o eliminar el estresor o las emociones displacenteras sin daños colaterales o secundarios. La reflexión, el reconocimiento, el perdón o la comunicación empática y asertiva son algunas acciones que pueden aclarar los malentendidos que han llevado a la disputa y resolver en su origen el causante de nuestro malestar. La agresividad hacia la pareja o la comida como ansiolítico son ejemplos de conductas **desadaptativas** que a corto y a medio plazo empeoran siempre la situación.

Dado que la existencia presenta siempre desafíos y amenazas, el **cerebro** se ha constituido en un perfecto instrumento para el mantenimiento de la vida. Pero esto que supone un logro evolutivo muy importante para la **supervivencia** del individuo, y por tanto de la especie, es también un lastre que arrastramos, porque condiciona el presente en función del pasado vivido y de las expectativas que, a partir de éste, se generan. Cada vez que te sucede algo y tienes una experiencia, creas una huella, un **condicionamiento** en la mente, de tal forma que ansías reproducir la vivencia si ésta ha sido placentera o tratas de evitarla, si ha sido dolorosa o displacentera.

Por ejemplo, si has sufrido algunos desengaños amorosos, tu mente está más condicionada a interpretar ciertos estímulos como señales de ruptura o decepción y reaccionará a ellos desproporcionadamente con agresividad, miedo o tristeza, es decir con estrés.

Como toda situación displacentera es interpretada como potencialmente amenazadora para la vida, se ponen en marcha conductas que, en primera instancia, intentan mantener el control de los estresores como el medio más directo para acabar con la amenaza y el malestar. Son conductas **reactivas y automáticas** para desactivar la respuesta de estrés y garantizar así la homeostasis de las funciones orgánicas y psíquicas sin menoscabo de la propia salud y de la supervivencia.

Pero llevar las conductas o **estrategias de afrontamiento** (acciones destinadas a neutralizar el malestar) hacia los estresores, es decir hacia las circunstancias amenazantes, no siempre es posible ni factible, porque no se tiene control absoluto sobre todas sus variables. Así, no puedes lidiar a tu antojo con la enfermedad de un familiar, con un despido laboral o con un accidente doméstico, porque dichas circunstancias dependen de terceros y siguen sus propios procesos de evolución y cambio.

Por otro lado, sabemos que la "evaluación" de amenaza en la actual forma de vida obedece, no solo a la situación presente sino, sobre todo, a la suma de los condicionamientos pasados. Percibimos un **mundo propio e ilusorio** distinto del mundo real, porque las variadas experiencias que vivimos son producto de la asociación de lo que sucede en el presente con la memoria y la expectativa que tenemos. No es fácil tomar consciencia de todo el equipaje que llevamos.

Esto último lleva a pensar que tampoco es deseable dirigir las estrategias de afrontamiento "exclusivamente" hacia las amenazas externas, porque puedes perder de vista que la causa principal del estrés que sientes es fundamentalmente tu punto de vista, tu percepción distorsionada, tu falta de resiliencia y de estrategias adaptativas, lo que en definitiva llamo el *"territorio interior"*.

Es ahí, en ti mismo, donde puedes ejercer pleno control, aprendiendo a cambiar o regular tus propias actitudes, creencias, emociones y comportamientos, independientemente de las circunstancias que te envuelvan. Lleva un tiempo darse cuenta de ello y encaminar los propios esfuerzos a la consecución del objetivo de **ser dueño de uno mismo** y no de las circunstancias.

Cambiando la perspectiva

Cuando este aprendizaje acontece, cuando te das cuenta de que el intento de control del entorno, de las personas y de tantas otras circunstancias, no trae más que sinsabores y frustración en la mayoría de los casos, es cuando es posible recibir la enseñanza de la meditación como una verdadera herramienta de transformación personal. Este darse cuenta de que el problema y la solución solo está en **uno mismo**, crea el terreno propicio para que la semilla de la meditación brote.

Mientras este terreno psicológico, que eres tú mismo, no se encuentre debidamente preparado, la meditación no cobrará la fuerza suficiente como para que le dediques el tiempo suficiente para transformarte.

Por eso el gran codificador del yoga, Patanjali, empieza su exposición de la ciencia de la meditación (yoga) con el aforismo del comienzo de este capítulo. Este **"ahora"** (*Atha*) denota múltiples significados. Por un lado, hace referencia al presente temporal, conectando la ciencia del yoga (meditación) con la plena atención y la total presencia en el **instante presente**. Este es el fin último de toda práctica meditativa.

Sin embargo, un significado más acorde y útil con tu situación actual es comprender este **"ahora"** bajo un prisma nuevo, más como una condición previa que como un fin, como un aprendizaje que te ha llevado a darte cuenta de que **tu actitud** ante la vida y las circunstancias lo es todo. Cuando esto acontece, todo tu esfuerzo se centra en lograr un cambio cualitativo en tu mente, eliminando la perdida de energía que supone intentar cambiar las situaciones y las personas por la fuerza o la manipulación, sea ésta consciente o no.

Si has llegado hasta aquí, leyendo este libro, es porque tienes la necesidad o el deseo de aprender qué es, cómo se practica y en que puede ayudarte la meditación. Quizás conoces a alguien cercano que le ha ido bien, o has escuchado en los distintos medios de comunicación acerca de los beneficios de meditar. Toda esta información ha despertado tu curiosidad y ha podido llevarte a coger este libro casi como un acto reflejo, y hojear algunas de sus páginas. Es un punto de partida, desde luego, pero sinceramente no es el mejor.

Sin embargo, cuando has experimentado que la vida que has llevado hasta ahora, una mezcla variable de éxito y fracaso, de placer y dolor, de facilidad y adversidad, no acaba con la ansiedad, el miedo, la rabia, la ambición, los celos, el orgullo, etc., entonces estás en el **mejor punto de partida** para aprender y practicar meditación.

El ámbito de la meditación es precisamente el *"territorio interior"*, ese mundo interno que siempre te acompaña y que condiciona día a día tu vida sin importar como sean tus circunstancias externas. ¿Acaso los ricos no sufren? ¿No sufren los solteros, los casados, los padres, los hijos, los empresarios, los empleados, los sanos, los enfermos? Vives todos esos papeles siempre desde ti mismo. Hagas lo que hagas ahí sigues tú. No importa el rol que tengas en un momento dado, nada dura toda la vida, salvo tu *"territorio interior"*. Si has comprendido esto, estás bien preparado para recibir la meditación.

El "territorio interior"

Cuando te acercas a la meditación, es inevitable que lo hagas desde el único lugar que puedes: tú mismo. No importa si es la primera o la décimo milésima vez que te sientas a meditar.

Me encuentro muy a menudo con personas que se inician en la meditación desde los más variados lugares internos pero que, sin embargo, tienen un denominador común: **la mayoría son problemáticos:** salud, relaciones, estrés, trabajo, estudio…buscan, en definitiva, resolver situaciones.

Deja que te cuente una adaptación de un clásico relato sufí.

Un buen día, Antonio se encontró en la calle y a plena luz del sol con su buen amigo Miguel.

- ¿Qué haces? Le preguntó.

- Estoy buscando mi anillo, respondió Miguel.

- Déjame que te ayude, le dijo Antonio, poniéndose manos a la obra.

Al cabo de un buen rato, pasó Juan y, viendo a sus dos amigos en situación tan comprometida y poco habitual, decidió acercarse a preguntar, y cómo no pudo ser de otra manera, también se unió a la tarea.

Los tres hombres buscaban el preciado anillo mientras mantenían una animada conversación sobre los más variados temas, sin darse cuenta del tiempo transcurrido. Al cabo de un tiempo, Juan, cansado, exclamó:

- Ya es hora de comer y aquí no está el anillo. A ver, Miguel, ¡dinos exactamente dónde lo perdiste!

Imposible será encontrar el anillo donde no lo perdió. De igual forma, difícil será también encontrar soluciones si los problemas no son correctamente identificados. La respuesta adecuada siempre surge de la pregunta correcta.

Dado que la mayoría de las personas se acercan a la meditación para resolver algún problema en su vida, debes saber que la meditación no puede cambiar tus problemas, pero **puede cambiarte a ti.** Si tú cambias, también lo harán ellos. Los problemas no son más que una forma determinada de ver los eventos y las circunstancias que te ocurren. Es tu **evaluación** o tu **expectativa negativa** de la situación la que le otorga el estatus de problema (amenaza).

Hoy se sabe bien que un mismo hecho afrontado desde perspectivas distintas, amenaza o reto, problema u oportunidad, desencadena reacciones diferentes en la fisiología. La situación es la misma, pero el estado psicológico y la bioquímica de tu cuerpo no lo es.

Cuando tienes una circunstancia difícil que te hace sufrir, pero te das cuenta de que el verdadero problema no está afuera sino adentro, entonces estás haciendo un mejor y más profundo diagnóstico de lo que sucede. Y solo un diagnóstico acertado garantiza un tratamiento correcto. Si friegas los platos, no te quejes de que la ropa no está limpia. Si el problema es la ropa, entonces pon la lavadora, no friegues la vajilla.

El verdadero problema siempre está dentro, en **ti mismo**, por mucho que te empeñes en verlo fuera. Afuera solo hay eventos y circunstancias, no problemas.

Ciertamente la vida trae situaciones dolorosas: un fallecimiento cercano, un divorcio o separación, un despido laboral, un acoso, un maltrato, son algunas de las circunstancias presentes día a día. Los médicos y psicólogos han clasificado las experiencias de vida en función de su **potencial estresor**, es decir de su capacidad para generar la respuesta de estrés. Pero son valores estadísticos en grupos grandes de poblaciones. No todas las personas, ni la misma persona en diferentes momentos, reacciona con la misma activación de estrés ante una situación dada.

Hay por tanto mecanismos personales de muy diversa índole que condicionan la evaluación y respuesta o reacción ante lo que acontece. Piensa en cómo afrontas los sucesos del día y las contrariedades o dificultades que se puedan presentar después de una mala noche cuando no has obtenido el suficiente descanso reparador que el sueño otorga. Bien diferente verdad, a cuando te levantas descansado y animado.

La meditación fue diseñada para resolver un único problema: **la falta de claridad y serenidad** de tu mente. La ausencia de estas cualidades se convierte, si lo piensas bien, en la madre de todos los problemas en la vida.

¿Cuántas dificultades podrías haber evitado con más atención, más calma y mejor actitud? Así pues, de manera indirecta, la meditación te ayudará con las circunstancias externas, pero solo en la medida que mejore tu capacidad de darte cuenta y comprender y tu estabilidad emocional, es decir, tu *"territorio interior"*.

Si la práctica meditativa es correcta, te llevará desde donde quiera que estés, a un **mejor lugar de ti mismo**, y entonces la *"visión"* de las circunstancias como problemas se disolverá, y tú, solo tú, serás capaz de resolver las situaciones concretas de tu vida.

Pero si bien el **sufrimiento** o el malestar se convierte, en muchos casos, en la fuerza y la motivación necesaria para **iniciar el cambio** que te hace salir de una experiencia dolorosa o desagradable, no garantiza, sin embargo, la perseverancia en la práctica meditativa o en cualquier estrategia elegida.

El dolor desencadena una **fuerza de alejamiento o rechazo** del conflicto, impulsándote a tomar decisiones y a actuar. Pero en la medida que te alejas y te sientes mejor, dejas de contar con la fuerza impulsora y la motivación necesaria para seguir meditando especialmente, si ésta no ha generado todavía el hábito de su práctica o la consciencia necesaria para valorar su importancia. Te ha sacado del dolor o del malestar, ha cumplido su función, y como dice el refrán *"a otra cosa mariposa"*. Posiblemente la retomarás de nuevo solo cuando vuelvas a sentirte mal y quieras huir del dolor; *"uno se acuerda de Santa Bárbara cuando truena"* dice la sabiduría popular.

La meditación no está diseñada para huir de los problemas de la vida, sino para afrontar y resolver de raíz la madre de todos ellos: la **identificación** con todo aquello que sucede en tu mente (pensamientos, emociones, creencias, estados de ánimo, opiniones, etc.) cuando ignoras **quién eres** en verdad.

El viaje de la meditación

El viaje a través de la meditación puede acontecer de muchas formas, tal y como sucede con cualquier otro viaje en la vida.

No hay una sola forma de llegar hasta Madrid. La experiencia del trayecto dependerá del lugar de partida y del transporte elegido. El viaje puede ser rápido y cómodo si te encuentras en una capital con la estación del AVE cercana, pero puede ser muy largo e incómodo si estás perdido en un pueblo de montaña que no goce de buenos accesos y medios de transporte hasta Madrid, o al menos hasta la estación del AVE más próxima. Si estás en la estación adecuada, en el andén correcto, a la hora precisa, con seguridad te subirás al tren que te llevará a tu destino.

La meditación es ese tren. La estación, el andén y la hora representan tu *"territorio interior"* con sus diferentes componentes cognitivos, emocionales e instintivos. El encuentro favorable y oportuno de ambos, meditación y *"territorio"*, puede cambiar muy positivamente tu vida.

Así pues, el lugar interior desde donde inicias y practicas la meditación es importante y condicionará la **adhesión** y **regularidad** en tu práctica y, por tanto, los beneficios y las distintas experiencias que puedas obtener de ella.

Recuerda que no hay beneficio sin inversión, ni inversión sin motivación. La motivación perdura en el tiempo si se asienta sólidamente. El viaje de la meditación acontece mejor cuanto **más consciente** eres de tu mundo interior. A su vez, la práctica meditativa te permitirá, como se ha demostrado en numerosas investigaciones, una mayor consciencia de ti mismo y un desarrollo armónico de las tendencias evolutivas de tu personalidad, al disolver de manera suave y natural los conflictos internos y las tensiones subconscientes de tu mente que fragmentan tu personalidad y bloquean tus recursos cognitivos y emocionales.

Esas **tensiones** y **resistencias** serán las responsables de las distintas y únicas experiencias que la meditación te ofrezca durante los primeros años, pues son como filtros de colores que distorsionan la luz blanca y pura de la meditación.

Es fácil entender pues, que cada meditador experimentará su propio viaje en función de su equipaje. En definitiva, **tu práctica habla más de ti que de la meditación**.

Capítulo 2
Qué NO es meditación

> Los medios auxiliares (a la meditación) se oponen a los obstáculos o tribulaciones a veces directamente, otras, creando una calma que ayuda a restablecer el equilibrio.
>
> *Yogasutras de Patanjali*

La meditación descrita en este libro es una práctica atencional, donde ésta se utiliza de manera específica para llevar la mente a un estado extraordinario de claridad y quietud con la finalidad de alcanzar una **nueva cognición del mundo y de la realidad última del sujeto que medita.**

Pero antes de entrar a describir el proceso y el objetivo de la meditación, es interesante detenernos en este capítulo en aquellas técnicas o métodos que guardan cierta semejanza o paralelismo con la práctica de la meditación.

Desde hace unas cuantas décadas, han surgido especialmente en Occidente, numerosos métodos que también utilizan la atención, pero que en su forma y en su fin difieren en alguna medida de la meditación. Cierto es que todos ellos, algunos de los cuales expondré en este capítulo, tienen rasgos comunes de difícil delimitación. Son métodos que, al usar la atención, la percepción, y las capacidades del cerebro y del sistema neurovegetativo (elementos presentes en cualquier ser humano) comparten semejanzas entre todos ellos y lógicamente también con la meditación.

Pero veremos que en cada uno de estos métodos o técnicas hay determinados usos o matices en el empleo de los recursos atencionales que difieren, a veces sustancialmente, de la meditación, al igual que lo hacen sus orígenes y los fines para los que fueron creados.

Resta decir que todos estos métodos paralelos o yuxtapuestos a la meditación tienen su propio valor y utilidad, especialmente en los fines para los que fueron diseñados. E incluso pueden cobrar eventualmente un valor especial para afrontar de manera específica ciertos obstáculos o resistencias físicas o psicológicas que pueden presentarse en el aspirante a meditador o surgir en el largo camino de la práctica meditativa.

También cabe mencionar que, dado que el estado meditativo es una cualidad intrínseca de la mente y la conciencia del ser humano, este puede ser alcanzado en algunos casos de forma espontánea o a través de métodos indirectos. Algunos de los métodos expuestos pueden, en determinados sujetos y en ciertos momentos, derivar en la emergencia de un estado meditativo, entendiendo este como el **silencio de los procesos mentales ordinarios y la experiencia de la naturaleza trascendental del Ser.**

Muchas de estas técnicas psico-corporales modernas (ya que existen apenas desde hace un siglo como mucho) son contempladas en el amplio espectro de la tradición milenaria del yoga, la cual enfatiza la importancia del trabajo preparatorio con el cuerpo y la respiración para facilitar la práctica meditativa. Es más, prácticamente todas las técnicas actuales tienen, en mayor o menor medida, una cierta influencia del yoga, pues en algún momento sus creadores o exponentes volvieron la vista a la antigua tradición india.

El origen cultural de la meditación como tal es antiquísimo y data de miles de años, proviniendo de culturas orientales fundamentalmente y en especial de la **tradición védica**, de la que el yoga como disciplina meditativa por excelencia forma parte.

Recordemos que la otra gran tradición meditativa procede también de Oriente, de la religión budista. Y no podemos pasar por alto que Siddhartha Gautama Sakyamuni (posteriormente conocido como Buda, "el Despierto"), nació en una familia aristocrática del norte de India en el seno de la religión brahmánica de los Vedas y que a lo largo de su juventud y posterior renuncia realizó diversas prácticas yóguicas y ascéticas.

Sin embargo, la meditación como medio de acceso a lo trascendente forma parte de todas las culturas y religiones. Así, filósofos griegos, judíos, místicos cristianos, musulmanes, etc. disponen todos ellos de su propia tradición y técnicas meditativas.

Por otra parte, la llegada de estos procesos de *autoindagación no reflexiva* propios de Oriente a Occidente, impuso intentos de comprensión desde la propia perspectiva occidental, distorsionando en parte el verdadero significado del concepto original para hacerlo más entendible, asemejando la meditación más a un proceso mental de reflexión, contemplación o análisis, cuando en realidad la meditación es por definición la **disminución y detención de la identificación** con toda actividad mental.

Repasemos ahora algunos métodos que pueden tener cierta proximidad y paralelismo con la práctica meditativa, generando con ello una cierta dosis de confusión.

Relajación

Una de las técnicas más extendidas y utilizadas que se confunde con la meditación es la relajación. Esto acontece debido, fundamentalmente, a dos elementos:

1. Ambas utilizan la atención para lograr un estado corporal y psicológico distinto de la respuesta de activación cotidiana.

2. La meditación conlleva una respuesta de relajación en la mayoría de sus fases. Sin embargo, reducir la meditación a una mera relajación de las tensiones musculares, o incluso psíquicas, es cortar las alas a un procedimiento de mayor alcance y trascendencia.

En la relajación, de manera general, llevamos la atención al cuerpo a sus diferentes partes con una intención bien concreta: tomar consciencia del estado de tensión presente en los distintos tejidos de tal forma que podamos a través de una actitud determinada, **soltar, aflojar, y disolver el estado de tensión.**

Cuando esto acontece en cada una de las partes del cuerpo, cambiamos la experiencia sensorial de malestar y tensión por una agradable sensación corporal de distensión y alivio que induce una vivencia de bienestar, redundando en una mejora de la salud al desactivarse la respuesta de estrés.

Aunque los métodos de relajación son variados, su finalidad es la misma: la **activación parasimpática** que permite entrar en fase de relajación, descanso y restauración. Objetivos bien distintos a la práctica de la meditación.

Visualización

Otra práctica muy popular y popularizada por la literatura de autoayuda que se confunde erróneamente con la meditación.

La visualización utiliza la atención hacia la **imaginación** y la **fantasía**, desarrollando todo un mundo interno de marcado matiz placentero. A través de inducciones propias o ajenas, se promueve el recuerdo de experiencias agradables o la evocación de situaciones o ambientes que despiertan la realización ilusoria y mental de deseos y experiencias asociadas con el placer, el bienestar, la relajación, la sensualidad y la naturaleza.

Estos contenidos mentales pueden usar diferentes vías sensoriales (visuales, auditivas, táctiles, gustativas y olfativas) para reproducir de la manera más fidedigna posible la experiencia placentera. Como **el cerebro no distingue una percepción real de una imaginada**, crea una respuesta neurológica y bioquímica de placer que gratifica el cuerpo y la mente de quien realiza la visualización.

Dependiendo de la motivación profunda del sujeto, la visualización en el mejor de los casos conducirá a un alivio de la tensión, a la gratificación personal, al establecimiento de condicionamientos mentales más saludables y placenteros para el "yo", y en el peor de los casos a una **huida** y **refugio** en el mundo interno de la fantasía siempre más cómodo, seguro y agradable que la, a veces, cruda realidad.

La visualización refuerza las vías del placer y potencia el apego del yo a dichos estados. Esto no es necesariamente negativo, si es bien comprendido y no se realiza como escape o estrategia evitativa. La visualización puede ser muy interesante para cambiar ciertos hábitos o condicionamientos que nos limitan y hacen sufrir por otros más acordes y enriquecedores, o simplemente para disfrutar de momentos de relax y bienestar que nos restauren de la tensión cotidiana.

En ningún caso la visualización es meditación, pues esta última busca detener y trascender los mecanismos ordinarios de la mente, entre los que se encuentra la imaginación y la fantasía, para lograr un estado de **ausencia de "yoidad"** que permita la **visión de lo real**.

Pensamiento positivo

El uso del leguaje se encuentra en la base del pensamiento positivo. Se trata de generar frases que, a modo de semilla, induzcan un patrón de pensamientos, que neutralice pensamientos, creencias o condicionamientos contrarios. Es el uso de **afirmaciones** y **decretos** que refuerzan una expectativa relativa al carácter, personalidad o actitud del individuo, o al deseo de cambiar una situación externa bajo la creencia de que se atrae lo que se desea.

Las afirmaciones son un método eficaz de cambiar patrones de pensamiento o conducta, siempre y cuando **no se utilicen bajo el disfraz de los mecanismos de defensa.** Es decir, una vez que acepto plenamente la realidad de cómo soy (con la dificultad que ello conlleva por la deficiente observación de sí o conocimiento de uno mismo), puedo entonces generar nuevas semillas de pensamiento que a base de depositar en ellos la atención, crecerán hasta crear un condicionamiento y un hábito nuevo de pensamiento y conducta que sustituirá el antiguo patrón.

Pero con frecuencia se corre el riesgo de añadir, no de sustituir, un nuevo condicionamiento más acorde con lo que me gusta y quiero pensar de mí, que se superpondrá al condicionamiento antiguo y que, al ser reprimido más profundamente aún, seguirá condicionando, desde la sombra, la dinámica personal y la percepción del mundo.

Por otro lado, el deseo de obtener las circunstancias deseadas amparándose en la creencia de que se atrae lo que se piensa, no es del todo cierta, porque esto no acontece en los deseos superficiales del ego, sino en lo profundo de una personalidad integrada, silenciosa y abierta a la **conciencia del observador**, donde el pensamiento sí es eficaz como instrumento de manifestación y creación. Este nivel es bien descrito en los *Yogasutras de Patanjali* y requiere de una visión de la realidad desprovista de los filtros que la "yoidad" impone.

La meditación, al contrario que la visualización, busca la disolución de todo condicionamiento mental, la total apertura y entrega al **momento presente tal y como es** y la **trascendencia del ego** con sus deseos y aversiones mecánicas y condicionadas.

Meditación guiada

Este método no deja de ser una mezcla de atención sensorial, relajación y visualización. Se persiguen diversos fines en la meditación guiada que, a través de vehiculizar la atención y la imaginación, van desde la exploración sensorial del cuerpo, a la visualización de la energía de los *nadis* y *chakras,* canales y centros sutiles descritos en algunas disciplinas de la literatura oriental, así como a la recreación de estados internos de placer, bienestar y relajación.

Como toda práctica que orienta la atención, tiene sus beneficios. Por ejemplo, la atención sensorial a las distintas partes del cuerpo, práctica muy utilizada en el **MBSR**

(*Mindfulness Based Stress Reduction*) y conocida como **escáner corporal**, mejora, qué duda cabe, la representación somática del cuerpo en el cerebro, contribuyendo a una mejor conexión mente cuerpo y a un mayor autoconocimiento e integridad, basado en la propia vivencia de la corporeidad.

La meditación, pese a que puede utilizar como objeto de atención cualquier elemento sensorial (táctil, visual, auditivo…), se enfoca en refinar la percepción sujeto-objeto, llevando a establecer una **nueva cognición de ambos.** Y esto no acontece en el ámbito corporal ni sensorial, los cuales deben ser trascendidos.

Hipnosis

No hay una definición unánime de qué es la hipnosis, o mejor dicho de lo que es el *trance hipnótico*. Algunos lo consideran un estado alterado o extendido de consciencia y otros no. En cualquier caso, la hipnosis utiliza la capacidad de experimentar, sentir y visualizar determinados mensajes verbales (inducción) que un sujeto activo (hipnotizador) transmite a un sujeto pasivo (hipnotizado).

En función de la **capacidad de sugestión** (es decir de abandonarse al mensaje del hipnotizador), el sujeto pasivo puede experimentar cambios subjetivos en sus sensaciones, percepciones, emociones, pensamientos, y conductas. Las inducciones hipnóticas pueden ser de diversa índole en función de lo que se pretenda lograr.

Milton Erickson expresaba:

> *"La inducción y mantenimiento del trance sirve para proveer un estado psicológico especial que permite al paciente reasociar y reorganizar sus complejidades psicológicas interiores de una manera concordante con su propia vida experiencial. Sirve para permitirle un espacio para aprender más respecto a sí mismo y a expresarse de manera adecuada"*.

El trance hipnótico es un estado que permite el acceso a contenido que habitualmente permanece por debajo del nivel consciente. Sin embargo, al contrario de lo que sucede con la meditación, la neurociencia no ha podido aun desarrollar un modelo neurobiológico claro del trance hipnótico.

Mientras que la hipnosis busca logros concretos en la psicología de la persona que le ayuden a superar o reacondicionar sus limitaciones, contradicciones, conflictos y hábitos a través de sugestiones que fortalecen e integran la personalidad, la meditación va más allá de estos logros y emplea una metodología diferente, **no dirigida,** para hacer aflorar los condicionamientos ocultos **que son desactivados por la experiencia del Ser.**

Entrenamiento autógeno

El entrenamiento o psicoterapia autógena es un método psicofisiológico usado para activar los propios mecanismos vegetativos de autorregulación y homeostasis utilizados en el amplio campo de los trastornos funcionales y psicosomáticos.

Hoy conocemos que el eslabón fundamental que une la mente con el cuerpo se encuentra en el **sistema límbico**, un área cerebral que procesa las emociones y el tono anímico. En esta zona del cerebro encontramos también los dos grandes sistemas de regulación orgánica, que son el sistema nervioso involuntario o neurovegetativo, y el sistema hormonal. De ahí la tremenda influencia que tienen las **emociones** para alterar las funciones corporales y fisiológicas.

Dado que el sistema límbico tiene conexiones muy marcadas con la corteza cerebral, y en concreto con la zona prefrontal, asiento de la atención selectiva entre otras funciones, la regulación que los procesos atencionales ejercen sobre el sistema límbico se traduce a su vez en una regulación de los procesos fisiológicos.

El entrenamiento autógeno surge a principios del siglo XX gracias al estudio de algunos médicos y neurocientíficos como Oskar Vogt, y su mujer Cécile, quienes realizan las primeras cartografías del cerebro. Cécile fue propuesta en varias ocasiones para el premio Nobel de Medicina. Oskar se dedicó, entre otros trabajos de investigación en neurociencia, al estudio de los estados "especiales" de conciencia tales como el sueño o el trance hipnótico, desarrollando un método basado en la producción de determinadas sensaciones corporales al que denominó "reposo autohipnótico psicoprofiláctico".

Este trabajo sentó las bases para que años más tarde otro neurólogo y psiquiatra alemán, Johannes Heinrich Schultz, esclareciera los procesos inherentes al método de Vogt, distinguiéndolo de la hipnosis y perfeccionándolo, mejorando con ello sus resultados.

El método ha seguido desarrollándose con las aportaciones especialmente del médico y psicoterapeuta alemán W. Luthe en la década de los 60 y del psiquiatra español González de Rivera.

La base del método es la inducción autogenerada y regular del *"estado autógeno"*, donde el cuerpo entra en un estado de profunda relajación que despierta reacciones vegetativas y neuromusculares (*descargas autógenas*) de neutralización de experiencias traumáticas.

El entrenamiento autógeno ha ido desarrollando todo un arsenal de herramientas terapéuticas para facilitar y aprovechar mejor este potencial innato de recuperación que la relajación profunda ofrece.

Aunque la meditación produce de forma espontánea esta normalización de la psicofisiología, su objetivo no es este. No busca desarrollar determinadas sensaciones corporales propias del método autógeno. Las consecuencias de la meditación en el plano psíquico y somático constituyen meros efectos acompañantes en el proceso de **autodescubrimiento de la conciencia trascendental.** Llega un momento en el proceso meditativo, en el que la consciencia en su devenir hacia el Ser se disocia y se aleja de la experiencia somática.

Aun así, muchos de los procesos de reequilibrio psico-somático que la meditación produce pueden ser mejor entendidos a la luz del entrenamiento autógeno, y éste, con sus técnicas, puede acelerar la fase de restauración fisiológica favoreciendo experiencias más profundas en la práctica meditativa.

Contemplación

El acto de contemplar suele ir asociado más a la percepción que al pensamiento reflexivo. La contemplación induce un estado interior placentero de mayor serenidad, bienestar, belleza e inspiración. Ciertos objetos pueden inducir más fácilmente ese estado contemplativo como, por ejemplo, determinadas escenas de la naturaleza (una puesta de sol, un hermoso paisaje, un cielo estrellado) o representaciones de lo divino o de cualidades profundamente humanas.

Entre el objeto contemplado y el sujeto que contempla se establece un flujo de información y significado nuevo que lleva la mente a una **experiencia emocional de júbilo** y a una **mayor comprensión**, que es uno de los estadios de la meditación.

Pero a diferencia de la meditación, la contemplación sucede en muchos casos de forma casual y espontanea cuando se dan ciertas sincronicidades externas e internas.

Reflexión

Consiste en un acto del pensar. La atención detallada y el pensamiento se posan sobre temas diversos que atañen o incuben al sujeto que reflexiona. Contiene la premisa básica de **ordenar y secuenciar el pensamiento**, de tal manera que se logre, a través del **análisis**, una mejor comprensión de la naturaleza del tema elegido, facilitando así la toma de decisiones.

Por ejemplo, reflexionar sobre qué tipo de película quiero ir a ver me llevará a analizar mis estados internos y la oferta cinematográfica de la cartelera. Una vez que ambos se ponen en común, podré tomar una mejor decisión para ver una película o desistir de ir al cine.

Por desgracia, la cualidad reflexiva de la mente adolece de rigor y efectividad por **falta de atención selectiva y de orden en la secuencia del pensamiento**. La función reflexiva no es continua, y constantemente es interrumpida por pensamientos, ideas, estímulos que nada o poco tienen que ver con el tema elegido. Esos patrones de pensamiento parásitos o incoherentes con la razón del análisis distraen e interrumpen constantemente el proceso reflexivo.

Reflexionar es un arte que, cuando es perfeccionado, como en el caso de ciertos filósofos, es capaz de otorgar un **conocimiento nuevo** sobre las cosas y mostrar nuevas conclusiones significativas, a veces de honda trascendencia, porque en definitiva atañe a una función superior al pensamiento, que es el **discernimiento**.

Discernir es separar y conocer en profundidad cual es la verdadera naturaleza de las cosas, y en este sentido se asemeja a la meditación, que lleva a la persona a un **completo discernimiento entre el sujeto** que observa y su **instrumento de observación (la mente)**, rompiendo la **identificación** que habitualmente se produce. Sin embargo, el proceso meditativo no entraña la reflexión lógica ni el análisis en el nivel pensar.

Oración

La oratoria dirigida a Dios o la divinidad es un monólogo verbal que en su más genérica expresión se asocia al lenguaje hablado, aunque también es frecuente su expresión puramente mental. La oración da por hecho una serie de requerimientos, peticiones, agradecimientos, etc. Su finalidad, habitualmente, no es más que satisfacer las necesidades de perdón, ayuda o bendición de la persona que ora.

Ciertamente, dirigirse así a una entidad que trasciende lo puramente humano y representa lo más excelso de la virtud, sabiduría y poder, puede ayudar a mitigar las limitaciones y penalidades de la vida y encaminar al hombre a un comportamiento más ético en consonancia con ese ideal, lo cual siempre redundará en su beneficio y en el de la sociedad.

Aunque hay diferentes niveles de oración, tanto en sus técnicas como en función de quién la realiza y de sus motivaciones más primarias, ésta no es meditación.

La meditación busca un **estado de vacuidad**, de ausencia de contenido mental y dualidad. Podría decirse que su fin último es la **cognición directa de Dios**, de la realidad *no-dual*, sin la intermediación del ego y el lenguaje.

Como bien expresa un dicho sufí:

> *"Cuando estamos ocupados con el yo nos separamos de Dios. Un solo paso tiene el camino que te conduce a Dios, y ese paso consiste en salir de ti".*

Concentración

La práctica atencional concentrativa y activa no es meditación, ya que requiere de un **alto gasto, esfuerzo** y **activación cerebral** para ser mantenida sin distracción, lo que por otra parte es bastante inviable debido a los condicionamientos presentes que actúan como estímulos que secuestran la atención constantemente en otras direcciones.

Prueba a mantener fija tu atención en la llama de una vela, o en una imagen mental, o en cualquier otro objeto o idea, y verás como estos lugares donde se posa la atención se pierden fácilmente ante la interrupción constante de estímulos internos y externos que debilitan la fuerza de la concentración. El entrenamiento repetido mejorará sin duda la capacidad de resistir la distracción, y eso conlleva importantes beneficios en la vida diaria, pues permite atender y enfocar con intensidad cualquier asunto o tema elegido.

Pero la práctica de la meditación requiere de otro tipo de atención mucho **más pasiva** que activa o concentrativa, que permita una reducción progresiva de los movimientos mentales habituales. La total estabilidad de la atención en una dirección elegida solo es posible una vez que el sujeto se ha despersonalizado y se ha establecido en el *observador*, en la *conciencia que observa* sin el filtro mental de los deseos, aversiones y demás condicionamientos que agitan o adormecen la cualidad atencional.

Capítulo 3
¿A dónde vas?

La práctica continuada del yoga (meditación)…destruye las impurezas (aflicciones) y trae la sabiduría que nos lleva al más alto discernimiento.

Yogasutras de Patanjali

Supongamos que has decidido embarcarte, con todas las consecuencias, en el viaje de la meditación. Habrás identificado un motivo, un *¿por qué?*, que puede estar entre algunas de las razones que hemos esbozado en el capítulo uno. O puede que vengas de haber experimentado algunas de las técnicas y métodos descritos en el capítulo anterior. Tienes, por tanto, el pistoletazo de salida, pero ahora debes saber, no solo como disputar la carrera -es decir cómo meditar-, sino también por dónde transita el recorrido y dónde está la llegada, es decir *para qué* meditar. Necesitas un destino y un mapa del tesoro.

La vida no siempre coincide contigo

En ocasiones nos sentimos un poco perdidos y en manos de las situaciones que la vida nos trae y que no hemos elegido, al menos conscientemente.

Por eso te sugiero que ante todo te hagas la siguiente pregunta: *¿a dónde voy?* Debe ser hecha con tu mayor consciencia, pues es el poder de la pregunta, de la presencia e intención que en ella deposites, lo que creará las condiciones adecuadas para que la respuesta correcta surja. Esta respuesta tendrá la capacidad de redirigir el curso de tu vida.

La vida está sometida a tantas influencias y posibilidades que es fácil extraviarse de lo esencial. Preguntarse acerca de la propia dirección corrige las pequeñas desviaciones del timón que las circunstancias y las elecciones personales, conscientes o inconscientes, determinan. Esas pequeñas desviaciones, puede que en distancias cortas apenas modifiquen el rumbo, pero en distancias largas (años) una pequeña diferencia de grado puede llevarte a muchos cientos de kilómetros de distancia del destino que te marcaste.

¿Acaso no tienes la experiencia de que la vida sigue su curso y tiene sus propios designios para cada uno de nosotros? Como un juego macabro en el que se nos dice que tenemos libre albedrio y capacidad para elegir entre numerosas variables (dónde vivir, qué coche comprar, con quien relacionarse, etc.) para un día descubrir que nos encontramos en lugares distintos a los que soñábamos o queríamos. Con demasiada frecuencia se oye decir *"quien me iba a decir a mí que acabaría aquí o así… (en este trabajo, en esta ciudad, con esta persona, en esta situación, etc.)"*.

No siempre, por tanto, nuestros planes coinciden con los planes que la vida nos depara. La sincronía entre nuestras perspectivas y deseos y la realidad de la vida es más bien pequeña. No somos realmente el piloto de nuestra vida, sino más bien el copiloto en el mejor de los casos, o un mero pasajero con apenas voz ni voto, en el peor de ellos.

¿Por qué ocurre todo esto?

El ego y la personalidad

La razón fundamental para vivir así es el **pobre desarrollo de la conciencia**, que crea un sentido ilusorio de realidad, tanto dentro, en la vivencia de quién eres, como fuera, en la "realidad" de las cosas que percibes.

Esta **vivencia ilusoria de identidad,** que llamamos yo, es el **ego,** la **personalidad**, la cual permanece, en mayor o menor grado, alejada de la vida real. La personalidad distorsiona en grados variables la realidad, y actúa, en consecuencia, en función de su errónea percepción. Esa acción, tarde o temprano traerá dolor, simplemente porque no se corresponde con la realidad, sino con la fantasía.

La personalidad, cuando no está integrada en la conciencia, se fundamenta en la **ignorancia, la separación y la ilusión**. Con estas premisas no es difícil prever que acabará perdiendo el camino o errando el blanco, con la mayor de las seguridades.

Personalidad, etimológicamente viene del latín *persona*, que tiene sus orígenes en el término griego *prósopon. Pro*, que significa "delante" y *opos,* "cara", hacen referencia a la máscara teatral que utilizaba un actor. Personalidad guarda relación también con el verbo *personare,* que significa "resonar" (*per,* "a través de"; *sonare,* "sonar").

En tiempos griegos y romanos, los actores, en ausencia de micrófonos y altavoces, utilizaban máscaras que tenían una doble función. Por un lado, expresaban determinados estados afectivos a través de sus rasgos, y por otro tenían en el lugar de la boca un orificio que canalizaba la voz del actor en una única dirección, evitando así que esta se dispersase en todas direcciones dificultando la audición de los que presenciaban la teatralización. Esto, aplicado a la psicología, es muy interesante.

La **personalidad** es ese conjunto de rasgos, características, hábitos, principios, gustos y aversiones, experiencias y comportamientos con los que **estás identificado**. Y por esta razón, ellos conforman tu identidad, tu falsa identidad. A través de la personalidad te reconoces a ti mismo y te reconocen los demás.

Cuando alguien expresa "soy así", solo está definiendo un modo de ser, una personalidad, que lejos de ser única como creemos, presenta muchas vertientes en función del entorno, los estímulos o las personas con las que interactúa. A veces esas "versiones" de la personalidad entran en conflicto entre sí, o incluso no parecen formar parte de uno al encontrarse muy alejadas de la vertiente más predominante y aceptada, la cual constituye nuestra **imagen ideal**.

Se puede decir que estamos **fragmentados** y en cierto sentido **disociados**, aunque no exactamente en el sentido psicopatológico del término. Pero a fin de cuentas es solo una cuestión de grado e intensidad. El "yo" que decide madrugar la noche anterior para hacer deporte o meditar antes de ir al trabajo, muchas veces es sustituido y vencido por otro "yo" en el momento de despertar, que quiere quedarse en cama. Todos tenemos experiencia de esta lucha dentro de nosotros, entre deseos opuestos y enfrentados.

Lo que permite esta fragmentación de nuestro sentido de identidad, es en realidad una **falta de consciencia** que impide la conexión entre nuestras distintas facetas. Al faltar consciencia vamos identificándonos con partes de nuestra mente que se activan en función de los estímulos y perdemos de vista el conjunto. Es como estar en la cima de una montaña (consciencia) contemplando todos los valles que se extienden a nuestro alrededor en las cuatro direcciones, o por el contrario estar en el fondo de uno de los valles (faceta de la personalidad), sin poder ver los otros valles ni el paisaje donde se integran.

La meditación desarrolla la consciencia, ayudando a integrar y ampliar las distintas partes de uno mismo, las que **libremente aceptamos** y las que **inconscientemente rechazamos**.

Pero la identificación con la personalidad es siempre una limitación y un pobre reflejo de la verdadera identidad. El actor se limita a sí mismo en función del papel que dicta el guion. La máscara muestra siempre el mismo rictus o expresión, independientemente de las emociones de quien la porta. La personalidad acota toda nuestra potencialidad y realidad.

Si bien al identificarnos con ella adquirimos estabilidad, reconocimiento y seguridad, también perdemos la libertad de otros modos de ser y estar. En definitiva, perdemos capacidad de adaptación, como si el actor que, a base de interpretar siempre el mismo papel, terminara perdiendo su propia identidad en favor del personaje.

La identificación con ese conjunto de rasgos y condicionamientos que llamamos personalidad es el ego, o *asmita* en terminología sánscrita. *Asmita* es la **identificación** del observador (Ser) con su instrumento (la mente).

El sentido etimológico de la palabra personalidad, con relación al verbo *personare* es tremendamente significativo en el contexto de la psicología y la meditación. El ego, la personalidad, necesita del constante **diálogo interior** para sustentarse. ¿Acaso no sostienes un permanente diálogo contigo mismo acerca de quién eres, de lo que te gusta o quieres y de lo que rechazas o no te gusta?

La red neuronal por defecto del cerebro

Y este diálogo, como bien ha verificado la neurociencia ocurre por debajo del umbral de lo consciente en la mayoría de las ocasiones. Acontece especialmente cuando funcionas sin atención, de forma mecánica en modo **piloto automático.**

En un artículo publicado en 2001 por Marcus Raichle, catedrático de radiología y neurología en la facultad de medicina de la Universidad de Washington en St. Louis, titulado *A Default Mode of Brain Function,* se exponía cómo determinadas áreas cerebrales como la MPFC o corteza prefrontal medial y la corteza poscingulada, PCC por sus siglas en inglés, se unían en una red neuronal que acabó denominándose **red neuronal por defecto del cerebro.** Estas áreas se activan cuando no estamos concentrados en una tarea o prestando atención intencionadamente o cuando simplemente "no hacemos o pensamos en nada". Así que la realidad es bien distinta cuando creemos que no pensamos en nada porque tenemos mucha actividad en esta red por defecto del cerebro. La activación de estas neuronas otorga un dialogo interior muy particular, siempre **centrado en el "yo"** o en las cuestiones que le atañen. Esta red sostiene nuestra falsa identidad al recordarnos constantemente que somos el centro de un universo alrededor del cual gira todo: pensamientos, deseos, aversiones, miedos, preocupaciones, anhelos, relaciones, etc.

Posteriores investigaciones sobre estas áreas cerebrales han comprobado que la atrofia cerebral que se produce en la **enfermedad de Alzheimer** coincide con los principales centros de esta red neuronal por defecto. Y ya sabemos que este tipo de enfermos pierde la consciencia de su historia biográfica. Así pues, cuanto más activa tienes esta red, más identificado estás con tu personalidad, con tu mundo, con tu personaje y todo lo que anhela o le disgusta. Este diálogo interior es una especie de ruido de fondo que agita constantemente la superficie de la mente, y al igual que un lago cuya superficie agitada por el viento no puede reflejar una imagen única de la luna, la mente agitada por esta incesante actividad del ego no puede reflejar la verdadera naturaleza de la conciencia. La atención concentrativa, voluntaria e intencional, reduce esta actividad espontánea y "por defecto" del cerebro. Paradójicamente, la **meditación de atención pasiva libre**, que es la que se propone en este libro, la aumenta, porque esta red, además de lo dicho, cumple un papel esencial en el **procesamiento cognitivo y emocional de las experiencias.**

Aunque en el mundo actual, la meditación se vende, en algunos contextos, como una forma de potenciar todo lo "bueno" que puedes desear (felicidad, estabilidad emocional, tranquilidad, atención, eficiencia, etc.) y reducir todo lo "malo" que no deseas (estrés, tensión, dispersión, ansiedad, inestabilidad, falta de energía, etc.) su verdadera finalidad no es potenciar el ego o la personalidad, sino disolverla o mejor dicho, **romper el hechizo de la identificación con ella.**

Los tres estados ordinarios de conciencia

Parece de locos pensar que la persona que sientes que eres, en realidad no eres tú. La experiencia de todos los días dicta lo contrario, y cada uno sabe bien quién es en todo momento. Pero ¿Estás completamente seguro de esto?

Aunque eres "consciente de ti" mientras funcionas en el mundo, pierdes también, diariamente, este "saber quién eres". Esta consciencia "segura" de "quién eres" mientras estás despierto, se diluye y se transforma mientras sueñas y desaparece completamente mientras duermes profundamente.

Existen pues, en la experiencia de todos nosotros, tres realidades distintas a las que llamamos **estados de conciencia**:

- La conciencia de **vigilia**.
- La conciencia de **soñar**.
- La conciencia del **sueño profundo**.

Un estado de conciencia implica un modo determinado de funcionamiento de toda tu estructura mente-cuerpo que condiciona un **ser y estar en el mundo**. Es más, **el mundo que percibes y en el que actúas** está determinado por tu estado de conciencia. Así, mientras permaneces despierto en el sentido ordinario del término, tu identidad, pensamientos, emociones, funcionamiento cerebral y fisiología condicionan un ser y estar en el mundo que denominamos vida, sociedad, trabajo, familia, etc. Tienes consciencia de quién eres y capacidad de acción en un mundo estable y coherente, al menos aparentemente.

Sin embargo, cuando entras en el **estado del soñar**, toda tu experiencia cambia a consecuencia de un modo diferente de funcionamiento. Los límites del mundo cotidiano se fracturan y te sueñas a ti mismo de distintas formas; tus percepciones y capacidades se expanden a lo imposible.

No es habitual mantener la consciencia de tu "yo despierto" durante el soñar. Normalmente es cuando despiertas del soñar cuando recuerdas fragmentos y sensaciones del sueño o los sueños que has tenido mientras tu cuerpo yacía en la cama. Y llamas, con razón, a estos recuerdos, sueños, justo porque ahora estas despierto. Sin embargo, realidad (estar despiertos) y sueño (estar soñando) son **realidades relativas** que dependen del estado de conciencia.

Pero imagina si pudieras mantener un estado más lúcido en el sueño, entonces **tu otro yo, el soñado**, sería tan real como tu yo de todos los días. Entonces, para el soñado, tu mundo de la vigilia sería en realidad su sueño, el sueño del soñado. En conclusión, **tú y el mundo sois diferentes** en diferentes estados de conciencia.

En ciclos de veinticuatro horas, alternas entre tres realidades distintas: despierto, soñando y dormido. En este tercer estado de conciencia, el dormir profundo, pierdes completamente la consciencia y **tú y el mundo desaparecéis**. Solo al despertar puedes recordar, por cómo sientes el cuerpo y la mente, que has dormido de manera profunda y revitalizadora, pero la realidad es que has estado totalmente perdido y ausente en la oscuridad de la nada durante horas.

¿Crees ahora que lo que llamas "yo" es real?

El cuarto estado de conciencia

Más allá de estos tres estados de conciencia ordinarios, el yoga propone un cuarto estado de conciencia, llamado *turiya,* **conciencia trascendental,** el cual está más allá de estos tres estados básicos y cotidianos. Este cuarto estado constituye, por tanto, una realidad nueva y distinta a los otros, que es accesible a través de la práctica regular de la meditación. La experiencia de la conciencia trascendental posibilita una vivencia completamente nueva de ti mismo y del mundo, de la misma forma que ocurre en los otros tres estados.

Lo primero que debe acontecer para que este nuevo estado de conciencia emerja es la disminución del ruido habitual de la mente. Esta incesante actividad propia del estado de despierto debe, a través de la practica meditativa, descender en intensidad.

Si como mencioné anteriormente, la falta de atención dirigida activa la red por defecto que se ocupa del yo, entonces la práctica deliberada de focalizar la atención de una manera específica disminuirá dicha activación, dándose por consiguiente un doble efecto:

- Por un lado, habrá una experiencia de mayor silencio, calma y relajación mental.
- Y por otro un distanciamiento o aflojamiento natural del condicionamiento de la personalidad y de todo lo que le incumbe.

Distanciarse del ego y de sus preocupaciones habituales es la razón fundamental para sentir niveles crecientes de paz dentro de cada uno de nosotros.

A través de la práctica meditativa, la identificación con la personalidad, la falsa identidad, empieza a ceder porque las redes neuronales que la sostienen se van desactivando conforme la atención se profundiza de manera voluntaria. En lugar del ruido habitual, va surgiendo una experiencia de mayor calma y silencio y un **nuevo sentido de identidad** más real y verdadero en la medida que te aproximas al cuarto estado de conciencia, que no olvides, es parte de tu propia naturaleza al igual que los otros tres.

El Ser

La experiencia de la conciencia trascendental, conocida también como *samâdhi* en el lenguaje del yoga, implica un funcionamiento especifico y distinto de la mente y un nuevo estado cognitivo, que posibilita hechos trascendentes. El *samâdhi* otorga una **cognición nueva de ti mismo** y de la **realidad del mundo**. El conocimiento que deriva de él es siempre nuevo, genuino, intuitivo, directo y espontáneo.

El *samâdhi* da acceso al conocimiento real de las cosas, porque la percepción no se encuentra distorsionada por los filtros de la personalidad y la atención adquiere un altísimo grado de concentración relajada y de estabilidad. Esta cognición no queda limitada a lo observado, sino que engloba al sujeto que percibe, que despierta así, a su verdadera identidad.

En la tradición védica se dice que la conciencia trascendental se expresa como tres cualidades: *Sat-Chit-Ananda*, que son los términos sánscritos que podemos traducir como **Ser-Conciencia pura-Bienaventuranza**.

Chit es un campo de **conciencia pura.** Es **pura** porque no existe otra realidad distinta, y **trascendental** porque se encuentra más allá del espacio-tiempo, y por tanto más allá del cambio permanente que ocurre en las dimensiones relativas de la existencia.

Ananda es una cualidad sin contrario, a diferencia del par de opuestos alegría-tristeza y representa un estado de gozo y bienaventuranza que no obedece a causa externa como ocurre con la alegría.

Sat hace referencia a la misma existencia, a lo único que es real y verdadero, al Ser, cuyo estatus es, por definición, no-dual, no-local.

El Ser, fuera del espacio y del tiempo, es **infinito y eterno**, siempre reverberando en olas de bienaventuranza. El Ser es tu verdadera identidad y es accesible en la vivencia del silencio profundo que la meditación otorga.

En las profundidades de la mente

Habitualmente entre tú (personalidad) y el Ser, solo hay un espacio interior inexplorado. No hay contacto en el nivel consciente entre vosotros dos, solo un abismo de inconsciencia. Así que, como la mayoría de las personas, solo existes en el nivel superficial de tu mente, ese nivel donde tienes cierta consciencia de identidad.

La práctica meditativa consiste en adentrase en ese *"territorio interior"* que está detrás de la superficie de la mente. Es en esa parte superficial donde somos conscientes del pensamiento, las emociones, los deseos, las decisiones, etc. Por debajo de esa capa existe todo un mar de oscuridad, porque estamos habituados a seguir la tendencia de los sentidos y "mirar" siempre hacia fuera.

Para viajar a ese espacio interior, necesitamos de un proceso atencional. La atención, que lleva implícita la consciencia de algo (cuando atiendo me doy cuenta y conozco), es el vehículo que nos transporta y nos permite explorar el *"territorio interior"*. La atención es la luz que ilumina la aparente oscuridad del subconsciente y el inconsciente de la mente.

Esta incursión atencional, que es la meditación, repetida regularmente en el propio espacio mental, amplia la consciencia de sí y permite realizar, en parte, el famoso aforismo de *"conócete a ti mismo", pero* no de una manera racional o intelectual, sino vivencial. Y digo en parte, porque lo que estás conociendo es tu mente, tu psicología, con la que estas identificado y en la que has depositado tu sentido de identidad. Pero la realidad es que todavía estas lejos de realizar este aforismo, que en su significado más profundo hace referencia a **conocer tu verdadera identidad, el Ser**.

Sin embargo, con la práctica de la meditación, el espacio interior empieza a ser transitado, y solo es cuestión de tiempo que esas incursiones repetidas vayan iluminando todos los recovecos de la mente y dejen vislumbrar la realidad que se oculta más allá de ella. Porque la mente (la personalidad) y el Ser (la conciencia) son **dos realidades completamente distintas** que sin embargo permanecen juntas, de la misma forma en que lo están el agua y el aceite.

El trabajo de la meditación va produciendo un cambio, una transformación profunda de tu mente y por consiguiente de ti mismo. Y esto es necesario, porque no puedes alcanzar el Ser siendo como eres, **identificado con los condicionamientos** que las distintas experiencias han ido creando en el tejido de tu mente y de tu sistema nervioso y que son la base de tu falsa identidad.

Los condicionamientos

Conocidos en el yoga como *samskaras* y *vasanas* son el fundamento de tu carácter y guían tu destino desde la sombra del inconsciente. Ambas palabras expresan **condicionamiento**; la primera hace referencia a los más reactivos, más superficiales, con más tendencia a producir conductas y acciones y tienen, por tanto, más carga *rajasica* (energética); los segundos son más profundos e inconscientes, más pasivos por su mayor carga *tamasica* (inercia). Ambos son como el cauce por donde siempre fluye el agua. Neurológicamente hablando son las conexiones que multitud de neuronas han establecido entre sí a fuerza de activarse juntas, creando lo que se conoce como redes neuronales, que fundamentan hábitos de pensamiento, de sentimiento y de comportamiento, que caracterizan tu forma de ser.

Estos condicionamientos, en términos generales, pueden ser agrupados en tres categorías:

1. **Condicionamientos** *rajasicos* **de agitación**. Generan activación en todos los sentidos impulsándonos a la acción, al dinamismo, al movimiento físico y mental. Agitan, estimulan y excitan la mente, llevándonos a estados agudos (transitorios) o crónicos (modos de ser) caracterizados por la inquietud, la hiperactividad, la ambición, la irritación, la colera, la impulsividad, la impaciencia, la pasión, la dispersión, la ansiedad, etc. Nos proyectan al futuro, al cambio y al logro.

2. **Condicionamientos** *tamasicos* **de inercia**. Tienden a producir inhibición, inactivación, pasividad y letargo. Producen tendencias de parálisis, apego y embotamiento mental y físico, llevándonos a la somnolencia, a la dificultad para atender y comprender, bien de forma transitoria o como tendencia caracterológica. Cuando somos presas de la activación de este tipo de condicio-

namiento nos volvemos, pasivos, pesados, torpes, apáticos, con desidia o desinterés, sin energía, sin ganas, tristes, deprimidos, sin ilusión, sin motivación, confusos, indiferentes, etc. Tendemos a quedarnos fijados en el pasado y nos resistimos al cambio y al aprendizaje.

3. **Condicionamientos** *satvicos* **de claridad y serenidad**. Tienden a producir estados de lucidez, ligereza y tranquilidad. Nos mueven hacia la paz interior, el bienestar, la armonía y el equilibrio, la búsqueda del conocimiento y la sabiduría. La activación de estos condicionamientos produce estados temporales o duraderos (rasgos de personalidad) de alegría, serenidad, compasión, entusiasmo, motivación, claridad en el pensamiento, creatividad, consciencia y estabilidad de la atención, interés por aprender, por lo espiritual y trascendente, etc. Nos anclan al presente.

Todos experimentamos estados transitorios de cada una de los tres, ya que habitualmente, distintos estímulos de la vida activan más un tipo u otro. Así nos encontramos transitando por **diferentes estados de ser y estar**, que pueden convertirse en crónicos dando lugar al carácter, la forma de ser y la personalidad. Acabamos así, más identificados con condicionamientos *satvicos, rajasicos o tamasicos*. No te será difícil empezar a reconocer que tipo de condicionamientos predominan en tu personalidad y en el de las personas cercanas que conoces bien.

Es fácil deducir que los condicionamientos *rajasicos* y *tamasicos* estén asociados, especialmente cuando son intensos, a la experiencia del **sufrimiento.** La agitación, el exceso de pasión, la cólera, la ansiedad o, por el contrario, la apatía, la falta de atención, el desinterés y la tristeza, son estados perturbadores que nos hacen sufrir. Ambas tendencias nos mantienen en la superficie de la mente y crean tal **ruido y opacidad** en ella que perdemos la posibilidad de **ser transparentes y conscientes al Ser** que somos.

Toda condición patológica de la mente y de la persona se encuentra en la sobreexpresión de estos condicionamientos o huellas, creadas en ocasiones, por experiencias duras, difíciles o traumáticas. Un condicionamiento, más allá de los estrictamente biológicos de la supervivencia, no es más que una huella profunda producida por una experiencia intensa o por un hábito repetitivo de pensamiento, emoción o conducta, que crea un "cauce", una red neurológica por la que tenderá a circular la información, la energía y la materia. A esta capacidad del cerebro de cambiar y estructurarse en función de las experiencias, se la conoce como **neuroplasticidad.**

De la claridad a la Iluminación.

La meditación calma la mente y aviva la atención, creando una nueva experiencia que deja su huella y cambia profundamente el cerebro. La práctica meditativa crea, como no, un tipo de condicionamiento *satvico* y debilita al mismo tiempo los condicionamientos opuestos de agitación (*rajasicos*) y de inercia (*tamasicos*).

De esta manera, las experiencias *satvicas* producidas por la práctica meditativa van purificando la mente y el cerebro, disolviendo el estrés y la tensión, el dolor reprimido y las heridas no cerradas.

Con el crecimiento de *satva* en la mente, ésta se vuelve más tranquila y clara, y al igual que un lago en calma y transparente deja ver con facilidad y nitidez el fondo, así, tal mente empieza a vislumbrar en lo profundo de sí misma, otra realidad que la trasciende.

La existencia de *rajas* y *tamas* (agitación e inercia) en la mente impide la experiencia trascendente. Su disminución nos lleva a experimentar niveles crecientes de silencio y alerta dentro de nosotros mismos: los pensamientos disminuyen, las emociones se aquietan y uno empieza a sentir que es habitado por un silencio vivo y una presencia desconocida hasta ahora. A estas cualidades de quietud y presencia se suma una experiencia de dicha, de alegría sin motivo y de amor no condicionado. Uno empieza a percibir, con un sentido genuino de humildad, que estas cualidades no le pertenecen, que provienen de algo que se encuentra más allá de uno mismo pero que, al mismo tiempo, de forma incomprensible, son lo más real y autentico de sí mismo.

Se empieza a percibir en esos estados profundos de meditación que la identificación con el cuerpo y la personalidad se afloja y se diluye y uno empieza a tomar consciencia de su verdadera identidad o naturaleza, que está más allá de sus cambiantes estados emocionales, de sus creencias y patrones de pensamientos, de los papeles que interpreta en la vida.

Empieza a adquirir un sentido de independencia, de libertad, de desapego no solo frente a las circunstancias externas que experimenta en la vida, sino también frente a los propios contenidos mentales que lo habitan y que parecen cada vez más externos. Poco a poco, la actividad de la mente y el ruido del mundo pierden el poder de perturbar el silencio y la consciencia que habitan en el interior.

Cuando esta consciencia interior no se pierde, cuando ninguna experiencia es capaz de eclipsar la experiencia del Ser, de la conciencia trascendental, cuando ningún nivel de actividad interna o externa perturba el silencio interior, cuando la percepción es pura y todo es observado en su propia realidad, cuando el conocimiento siempre nuevo brota desde dentro, cuando se permanece libre de todo apego e identificación, cuando todo ello se mantiene en todo tiempo y lugar, veinticuatro horas al día, se alcanza un **quinto estado de conciencia** conocido como **Iluminación**, que es el primero de los tres estados de conciencia superiores descritos en la tradición védica.

La experiencia **repetida y regular** del cuarto estado de conciencia, *samadhi*, a través de la práctica meditativa, es el fundamento del pleno desarrollo de la **Iluminación.**

Capítulo 4
Qué es meditación

> Yoga es el completo aquietamiento
> de las fluctuaciones de la mente.
>
> *Yogasutras de Patanjali*

Meditación es el sustantivo del verbo **meditar**. El *Diccionario de la Real Academia Española* lo define como "pensar atenta y detenidamente sobre algo". Sin embargo, en su contexto original, meditar es detener el pensamiento e ir más allá de él, y no reflexionar sobre algo.

Etimológicamente, **meditar** viene del latín *meditari,* que contiene la raíz indoeuropea *med* (medir, tomar medidas adecuadas, velar por). Esta raíz, *med*, da origen también a la palabra *mederi,* (cuidar, tratar, curar), de la que derivan los vocablos "medicina", "médico" y "medicamento". Medicina y meditación comparten pues la misma raíz etimológica, que implica una acción concreta, bien realizada por uno mismo, como es el caso de la meditación, o bien realizada por otros en el caso de la medicina.

La palabra meditación denota un significado dinámico, un *hacer*. Pero esta acción es de una índole bien distinta a la acción cotidiana que está volcada hacia el exterior. En este sentido, el *"hacer"* de la meditación sería más bien un *"no hacer"* desde la perspectiva del mundo y lo cotidiano.

En la meditación, uno es el instrumento de acción y al mismo tiempo el receptor sobre el que recae dicha acción. Uno vela por sí mismo, se ocupa del cuidado de sí a través de un "*hacer específico*" de carácter atencional.

La atención

La atención es la cualidad intrínseca de la conciencia que nos permite conectar y conocer, darnos cuenta y ser conscientes. La atención permite descubrir el mundo externo a través de la percepción sensorial y también el mundo interno de los pensamientos, la fantasía, los recuerdos, las emociones y las sensaciones de nuestro cuerpo. Pero, además, la atención es capaz de, a diferencia del ojo que todo lo ve excepto a sí mismo, de autopercibirse. La conciencia, y por tanto la atención, son **autorreferentes y son percibidas solo por sí mismas**. Nada atiende a la atención salvo la propia atención.

La práctica meditativa requiere un uso especializado de la atención para llevarla desde el mundo exterior al mundo interior y finalmente dejarla a solas consigo misma. La meditación es el proceso de transitar de un mundo dual a un mundo no-dual donde la conciencia se experimenta a sí misma y el Ser se reconoce a sí mismo.

Patanjali, en su exposición de los *Yogasutras*, define al hecho de depositar la mente, es decir al acto de fijar la atención sobre un "objeto" como "*dharana*", traducido frecuentemente como "concentración". Se trata de poner la mente (la atención) sobre un objeto externo o interno. Vincular, unir y fijar la mente a un objeto implica, al mismo tiempo, desconectarla de todo lo demás que potencialmente puede ser atendido. Esta es la cualidad selectiva de la atención.

William James, un médico de finales del siglo XIX dedicado al estudio de la filosofía y la psicología y considerado uno de los padres de la psicología moderna, definió la atención como *"la toma de posesión, por la mente, de una forma vivida y clara, de uno de entre varios objetos o cadenas de pensamientos, simultáneamente posibles"*. Definición muy cercana a la de *Patanjali*.

De esta atención selectiva en un objeto percibido, puede surgir la meditación. La palabra que la define en el lenguaje del yoga es "*dhyana*", cuyo matiz más significativo es "**continuidad**" y "**flujo**".

Es decir, en *dhyana* la atención se mantiene continuamente en una única dirección y esta continuidad tiene la cualidad no forzada del flujo. Mientras que en *dharana,* "concentración", hay posibilidad de que la atención se distraiga del objeto, y por ello es necesario cierto esfuerzo para regresar la atención al objeto elegido, en *dhyana,* "meditación", hay ausencia de esfuerzo, porque la atención fluye continuamente y sin resistencia hacia el objeto.

La mayoría de nosotros ha podido experimentar en ciertos momentos una cualidad atencional del estilo de flujo. Por ejemplo, ponerse a estudiar, leer o realizar otra actividad mental requiere en principio de un esfuerzo por centrar la atención, que hasta ese momento se encuentra dispersa y secuestrada en múltiples estímulos externos o internos. Pero en la medida que nos entregamos a la tarea, el esfuerzo por mantener la atención va disminuyendo hasta llegar, en ocasiones, a estar completamente absortos en el objeto de atención y desconectados de otros estímulos por evidentes que puedan ser. Así, un niño que ve su peli favorita puede "no escuchar" la voz de su madre llamándole, aunque su oído funcione perfectamente y haya recibido la vibración acústica de la llamada. El sentido del oído está ahí, pero no la mente y la atención que están proyectadas en la película.

El alcance de *dharana* y *dhyana* en el contexto de la exposición del *Asthanga Yoga, el Yoga de los ocho miembros* de *Patanjali*, va mucho más allá del descrito aquí, pero basta esta descripción superficial para entender las diferencias entre **atención concentrada** y **atención meditativa**.

Estados de la mente

Es obvio que la cualidad e intensidad de la atención depende del estado de la mente, que puede oscilar entre estados de mucha agitación y activación, *ksipta*, y estados de inercia y pesadez, *mûdha*.

En el primer caso, la mente es como un mono borracho que salta de rama en rama. Imposible de permanecer enfocada y estable, se encuentra en un estado de **dispersión, desorden, hiperactividad, impulsividad e impaciencia**. No es posible atender adecuadamente y, por tanto, tampoco es posible conocer y comprender con exactitud.

En el segundo caso, la mente se encuentra en un estado de inercia y letargo al igual que un pesado hipopótamo incapaz de moverse. No hay impulso para la acción y predomina un estado de **apatía e indiferencia, de dejadez y somnolencia.** No hay deseo de atender y tampoco es posible comprender en consecuencia.

Habitualmente, la mente se encuentra en un tercer estado, *viksipta,* donde alterna entre el primer estado de agitación y el segundo de inercia, confiriendo una condición de **inestabilidad y variabilidad**, que tampoco posibilita la orientación y comprensión adecuada.

Paradójicamente, la manera de atenuar los estados mentales anteriores es a través del uso voluntario de la atención.

Tal y como explicaba en la descripción de *dharana,* dirigir la atención requiere de cierto esfuerzo y activación que nos hace salir del letargo y la pesadez. Y cuando la atención se focaliza de manera selectiva se inhibe, en diferentes grados que son proporcionales a la intensidad de la atención, cualquier otro estimulo que llegue a la mente, incluidos los estímulos provenientes de la red neuronal por defecto con su ruido de fondo relativo al "ego". Por tanto, en este cuarto estado mental, *ekâgrata,* surge la posibilidad de **empezar a comprender y orientarse en una dirección.**

A poco que te observes te darás cuenta de que los tres primeros estados predominan en tu día a día, con esporádicos atisbos del cuarto estado. Lo habitual es que no puedas dejar de pensar, de experimentar emociones, sensaciones y patrones de pensamiento automáticos todo el tiempo. Incluso cuando crees que "no haces nada" ¡sigues pensando! Tu mente sigue pensando y tus pensamientos giran siempre alrededor de los mismos temas. Recibes un verdadero "choque" cuando tomas consciencia del **piloto automático** en el que funcionas en los primeros tres estados. Afortunadamente, la meditación constituye la vía de salida de esa coctelera pensante que eres.

La práctica meditativa, siendo un proceso atencional, debe **comenzar en la mente,** y lo hace en medio del bullicio en el que se encuentra. Aunque parezca una paradoja, debes utilizar la mente para salir de la mente, a través de un proceso técnico y sistemático que **no añada más activación y ruido** al ya existente.

La atención consume recursos. Si el entorno demanda una alta concentración y alerta, es necesaria una gran activación. Ya vimos que la **respuesta de estrés** activa los mecanismos de la alerta para percibir rápidamente y con mayor precisión cualquier cambio en una situación de amenaza, al tiempo que aumenta los sistemas de procesamiento de la información para buscar salidas adecuadas que garanticen la supervivencia. Se aumenta la capacidad atencional a costa de generar un gran consumo de recursos energéticos y fisiológicos.

En los **estados ordinarios,** la fisiología opera en **modo dual.** Una intensa concentración, activa y excita la mente, mientras que un estado de relajación tiende a disminuir la atención y sumergir la mente en el sueño. Así, un thriller en el cine nos mantiene atentos y alerta, con el cuerpo en tensión, mientras que una experiencia muy relajante o poco estimulante desemboca con frecuencia en la perdida parcial o completa de atención y consciencia.

Y esto es así porque la película aumenta el tono del sistema nervioso **simpático**, responsable de toda activación fisiológica. Y la activación simpática pone al cerebro y a la fisiología en **modo exterocepción**, hacia afuera. Mientras que la segunda, la experiencia relajante, activa el sistema **parasimpático**, que lleva la mente y la fisiología al descanso y la recuperación. La actividad parasimpática pone al cerebro y al cuerpo en **modo interocepción,** hacia dentro.

Simpático y parasimpático son modalidades opuestas y complementarias de funcionamiento fisiológico. De modo general, el primero mira hacia el exterior, activando las partes de la fisiología responsables. El segundo mira hacia el interior activando los sistemas de restauración. A través del proceso de la meditación entrenamos a nuestro sistema nervioso neurovegetativo, a mantener una sutil actividad de ambas ramas para garantizar la **plena atención en estados de profunda relajación y viceversa.**

Ello abre la posibilidad de experimentar conscientemente el Ser que habitualmente permanece fuera del ámbito de la consciencia, porque ésta se encuentra secuestrada por la activación de la mente. La atención se ha habituado a percibir solo estímulos nuevos o de alta intensidad, como son los provenientes de los sentidos (el mundo bombardea constantemente las puertas de la percepción) y de nuestro tumultuoso mundo interior, que es zarandeado por los condicionamientos, los deseos, aversiones, apegos y miedos generando un intenso oleaje en la superficie de la mente, y que mantiene la consciencia limitada a esa pequeña franja superficial que llamamos **mente consciente.**

El proceso de la meditación

Patanjali, en su exposición de la ciencia del yoga-meditación, lo define con el aforismo que encabeza este capítulo *"Yoga es el aquietamiento y trascendencia de los procesos mentales"* y que reza así en sánscrito *Yogah citta vritti nirodha.*

Donde *citta vritti* hace referencia a los procesos mentales en su conjunto, que van a ser modulados hacia la agitación o la inercia por las influencias subconscientes de los condicionamientos, en los tres primeros estados de la mente.

Nirodha refiere una condición de los procesos mentales bien distinta de los tres primeros y en la línea del cuarto estado, al que expande a su máximo desarrollo. *Nirodha* es un estado extraordinario de **calma y orientación**, donde existe una profunda experiencia de atención y serenidad, de lucidez y silencio, de claridad y paz.

Como hemos visto, cualquier uso selectivo de la atención llevará el estado mental a una cierta calma y orientación. Pero si queremos ir más allá y llevar la mente al estado de *nirodha*, que es el objetivo de la meditación, entonces debemos utilizar la atención de una manera **específica y cuidadosa**. Demasiado énfasis en una atención concentrativa activará en exceso la fisiología, confinando la consciencia a la superficie de la mente. Demasiado poco la dormirá.

El método propuesto por Patanjali para llevar la mente a un estado de máxima alerta y máximo silencio, es un doble proceso mental, al estilo de la cara y cruz de una moneda. En él hay una mezcla armoniosa de actividad en la pasividad, y de pasividad en la actividad. Podríamos hablar de **atención o concentración pasiva**. Esta forma de utilizar la atención es la responsable de producir, por un lado, un cambio en la habitual tendencia exteriorizante de la mente, y por otro de los cambios regenerativos en la psicología y el cerebro.

Abhyāsa define la faceta activa del proceso. Algo hay que hacer, no podemos esperar entrar en un estado mental expandido dejando la mente a su funcionamiento habitual. Esta actividad propuesta por *abhyāsa* es atencional. Consiste en llevar la atención de forma suave y sutil hacia un objeto elegido. Su significado implica una voluntad de hacer, una intención, una práctica, y un movimiento hacia.

Vairagya muestra la cualidad pasiva del método. "Dejar de hacer" es soltar la intención y la atención para que esta vuele libre o, mejor dicho, para que uno sea libre. La palabra significa desapego, ausencia de deseo, soltar, abandonar, relajar y entregar.

Así, el método propuesto por los *Yogasutras* para la meditación consiste en tomar un objeto de atención y soltarlo, repitiendo este proceso a lo largo del tiempo de meditación. Tan importante es devolver la atención de forma pasiva, sutil y sin esfuerzo al objeto de meditación, como dejarlo marchar permitiendo una atención libre. La dualidad del método implica que me asocio y me uno atencionalmente al objeto (*abhyâsa*) para, a continuación, disociarme y desapegarme del mismo (*vayragya*).

Esta continuidad de atender y soltar induce un refinamiento de la atención y un movimiento interiorizante de la consciencia. La atención empieza a percibir niveles más profundos de la experiencia del objeto y también del propio contenido mental al dejar marchar libremente el objeto. Este proceso es dependiente en parte del tiempo, por lo que sesiones más largas y regulares de practica meditativa brindarán experiencias más profundas de silencio y consciencia.

En la medida que la atención se sumerge en capas más profundas de la mente y se aleja, por tanto, de la superficie donde la mente se conecta con el mundo externo a través de los sentidos, experimenta mayores niveles de silencio, ya que la mente es como el océano, que en su profundidad permanece en calma mientras la superficie es agitada por el "viento" de los estímulos externos y de los condicionamientos internos. Por tanto, este silencio creciente es resultado de una menor reactividad frente a ambas influencias.

La continuidad de la practica intensifica tanto la atención como el desapego. La atención se vuelve más clara conforme se descondiciona y viceversa. La memoria (condicionada), a través del proceso de la meditación se libera progresivamente del peso de los recuerdos (huellas) dejando en libertad la atención para percibir con claridad creciente el objeto de meditación sin el peso del pasado.

La mayor sutileza de una atención no condicionada percibe niveles más y más íntimos de ambos, el objeto de meditación y la propia mente. En este nivel, el proceso de soltar el objeto de meditación, *vayragya*, deja la atención meditativa en la experiencia directa de los estratos cada vez más profundos del espacio interior que, al encontrarse cada vez más liberados de los velos del condicionamiento, producen en la mente una cualidad de transparencia cristalina que solo acontece en su plenitud con la disolución del ego y la ausencia de "yoidad".

En estos niveles últimos del proceso meditativo, conocidos como *sabîja samâdhi*, la atención que ha ido desvelando estratos más y más internos del objeto de meditación y de la mente, llega a encontrase consigo misma, y ella misma se convierte en el objeto de meditación, hasta que finalmente, en un nivel aún más elevado, **objeto, sujeto y proceso de observación** se unifican, trascendiendo la mente y la experiencia de la dualidad. Es el *nirbîja samâdhi*, el nivel del Ser, el cuarto estado de conciencia, *Turiya*. Es entonces cuando experimentas que hay un océano ilimitado de **existencia, conciencia** y **dicha** más allá de la mente y sus procesos, y donde el corazón rebosa de un **amor infinito y no condicionado.**

La meditación ha llegado a su cima, se ha alcanzado el pináculo de toda práctica meditativa, pero al meditador aun le quedará un largo trecho para poder tornar la "experiencia" en estable y permanente. Tras ella, volverá a su conocido y familiar *"territorio interior"*, eso sí, algo más despersonalizado y liberado de viejos condicionamientos. Será la **experiencia repetida** de estos niveles profundos de meditación y de contacto con el Ser la que irá purificando la mente, no sin resistencia y oposición, de todo vestigio del ego y de sus condicionamientos.

El objeto de meditación

Dado que el propósito de la práctica es bucear dentro de uno mismo, despertando la atención hacia las regiones profundas de la mente, elegir un objeto de meditación **interno** tendrá mayores ventajas que uno externo que obliga a mantener los sentidos volcados hacia el exterior.

La **utilización** y la **elección** de un objeto de meditación es esencial en la práctica meditativa, porque la atención requiere de un soporte sobre el que posarse. El objeto de meditación debe ser estable a fin de que se pueda recurrir fácilmente a él y debe ser simple para que no exija demasiada activación mental.

Algunos ejemplos son:

- Una sensación corporal.
- La propia respiración.
- Un sonido interior (una palabra-pensamiento).

La **sensación** y la **respiración** pueden iniciar, de forma efectiva, el proceso meditativo al depositarse adecuadamente la atención sobre ellos. De hecho, muchas técnicas meditativas utilizan la respiración. Pero ambos objetos, anclados en el cuerpo, pueden, si no hay suficiente experiencia en la meditación, mantener la consciencia demasiado enfocada en el cuerpo, evitando que ésta profundice y trascienda a los niveles más profundos de la mente que se encuentran más allá de la sensorialidad.

El **sonido-pensamiento**, es de hecho un objeto más favorable para meditar. Utiliza un sentido, el oído, que es el sentido más sutil. Este objeto sonoro, vibratorio, conocido como *mantra*, ha sido y es utilizado en toda tradición meditativa. *Mantra* significa "instrumento de la mente" y también "liberación de la mente".

Es interesante observar que, en el proceso meditativo que nos compete, cobra mucha más importancia el valor sonido (vibratorio) que el valor significado del objeto de meditación. Y aunque hay toda una ciencia del sonido, el *Mantra Yoga*, que estudia el efecto de diferentes sonidos-mantras en el cuerpo, la mente y espíritu, el valor que quiero resaltar aquí es mucho más sencillo.

Un sonido con significado **evocará respuestas asociativas y emocionales** en la mente, condicionándola en alguna medida. Elegir un sonido de meditación que no tenga un significado concreto permitirá a la mente moverse más libremente.

Cualquier sonido-pensamiento podría servir para ejercitar sobre él la atención pasiva e iniciar así el proceso de la meditación. Sin embargo, es evidente que, a lo largo del tiempo, algunos sonidos han mostrado ser más útiles y efectivos a la hora de refinar la atención y llevar la mente hacia el interior. Optar por un sonido de este tipo, tal y como se propone en el siguiente capítulo, facilitará la experiencia de la práctica.

Pero al igual que los objetos físicos guardan "cierta memoria" de quien los poseyó, el objeto de meditación guarda la memoria de quien lo transmite. Un objeto así facilitará enormemente la práctica, pues viene "activado" con la conciencia del portador. Utiliza pues el sonido, el *mantra*, que alguien aventajado en el camino pueda transmitirte. Si ese alguien es un **Maestro**, alguien que ha alcanzado el fin último que tu persigues al meditar, ese objeto de meditación guardará la reminiscencia de la **conciencia trascendental** y tendrá mayor potencialidad para llevarte de vuelta a ella. Disponer de un objeto de meditación que porte la *Shakti* o la *Baraka,* como dicen los yoguis o los sufís respectivamente, del **Maestro** constituye una verdadera fortuna.

Una vez que hayas elegido o te hayan transmitido el sonido de meditación, conviene mantenerlo exclusivamente para meditar. Con la práctica continuada, dicho objeto se refina y se va impregnando de tu atención silenciosa, facilitándote el acceso a niveles más y más profundos. No tiene sentido pues, darle otro uso distinto.

Liberación de tensiones y condicionamientos

La meditación produce beneficios a corto, medio y largo plazo. En el primer caso tenemos efectos de *"estado"*, que son temporales, momentáneos y se acaban diluyendo y perdiendo. En los otros tenemos cambios que empiezan a permanecer, adquiriendo el estatus de *"rasgo"*. Para que una nueva característica psicológica se establezca se necesita un proceso de cambio estructural que disuelva la característica anterior y afiance la nueva. Disolución y creación son los pasos de cualquier proceso evolutivo e involutivo.

Así pues, la meditación tiene que disolver todo aquello que condicione la mente en el sentido de la agitación y la inercia, y poder crear en consecuencia un nuevo *rasgo* opuesto de **calma y serenidad, de atención y presencia** que nos acompañe en el vivir cotidiano.

Para ello, es esencial que la práctica meditativa sea **no directiva,** tal como se propone en estas páginas. Al ser un proceso libre y carente de tensión y esfuerzo se facilita la actividad espontanea de la fisiología. El cuerpo tiene sus propios mecanismos de restauración, reequilibrio y homeostasis. Esta **inteligencia neurofisológica** busca siempre llevar al cuerpo y a la mente a su máximo potencial de bienestar, recursos y salud, con el único requisito de eliminar toda resistencia que se le oponga.

La reducción de la actividad mental a través de la **práctica meditativa de atención pasiva libre** despierta una respuesta de relajación a través, como sabes, de la activación parasimpática del sistema nervioso vegetativo. Este predominio empieza a restaurar el cuerpo y la mente, desactivando las resistencias y bloqueos, y eliminando las tensiones e impurezas del sistema.

Pero este proceso de purificación necesita de cierto nivel de actividad de la *red neuronal por defecto* y de la fisiología, que detendrá el proceso iniciado por la meditación de llevar la actividad mental a un menor nivel de excitación. Es fácil comprender que al igual que la limpieza de una casa requiere de actividad para ser llevada a cabo, también la mente y la fisiología precisan de ella.

La actividad restauradora, por tanto, pone en marcha un proceso contrario a la meditación. Todo aumento de la actividad lleva la mente hacia la superficie y a proyectarse en el exterior. Pero la meditación produce justo lo contrario, así que son procedimientos antagónicos.

El descanso, el ahorro energético y el sueño, siempre activan los procesos de restauración, y la meditación también. Los procesos de disolución de tensiones puestos en marcha por la práctica son los responsables de los beneficios de la meditación a corto y largo plazo. Pero en el interior de la práctica, en el transcurso de la sesión meditativa la *"perturban"*, y son experimentados como **sensaciones, emociones, percepciones o pensamientos** que nos distraen y *"sacan"* de la meditación.

Cobra pues aquí especial relevancia la fase del método propuesto conocida como *vayragya*, el desapego, el abandono, la disociación. Ella imprime esa **actitud mental libre** tan importante y necesaria en la meditación, que es responsable de llevarnos más y más adentro. Gracias a ella, los procesos de restauración y de eliminación se llevan a cabo, y es por ella que volvemos de nuevo a sumergirnos en la experiencia meditativa al no reaccionar frente a ellos.

Esta aparición de **contenidos mentales**, ajenos en apariencia al curso de la meditación, están garantizando la efectividad de la práctica. La **actitud** con la que tomes estos procesos es fundamental para asegurar el beneficio y la experiencia meditativa. Toma pues estos contenidos tal y como vienen, con desapego, y déjalos marchar, pues ellos son como nubes transitando momentáneamente por delante del sol; llegan a tu consciencia como el humo de un fuego que quema las impurezas. Cuanto más relajado y desapegado estés, menos interferirás con el proceso de disolución que se está llevando a cabo y más rápidamente te abandonarán.

La presencia de contenidos molestos o displacenteros producidos por la liberación de tensiones puede despertar una respuesta condicionada de rechazo. Es importante no reaccionar así y retomar el camino de la meditación: atender el objeto de meditación y soltar, tanto el sonido-pensamiento, como cualquier otro contenido que esté presente o aflore en la consciencia. Recuerda que soltar no es rechazar ni reprimir. Soltar la experiencia requiere una plena aceptación de la misma.

La importancia de una guía adecuada

Las tensiones, conflictos, condicionamientos y aspectos fragmentados de la personalidad permanecen profundamente arraigados en la mente inconsciente. Al igual que un iceberg, percibimos sus consecuencias en la superficie, pero ignoramos la profundidad de dónde vienen y su dimensión real.

En el camino de la meditación, toda resistencia y condicionamiento contrario debe ser eliminado, y en ocasiones los procesos de purificación pueden llevar al meditador a una reacción de rechazo, incomodidad o temor que le alejen de la práctica si estos adquieren cierta intensidad.

Contar con una guía experimentada allanará los momentos difíciles facilitando la perseverancia en la práctica, cuidando los detalles del proceso meditativo y favoreciendo la resolución de las resistencias. Hay que buscar a alguien que ya haya transitado, en alguna medida, por los caminos interiores y que sepa de primera mano lo que puede acontecer y las posibles soluciones.

El objetivo final de la meditación es llevarnos al despertar, a la Iluminación. Es en este sentido que cobra especial importancia la presencia del **Maestro**. La maestría es una estación espiritual, un estado de conciencia y también una función. El Maestro ha alcanzado la meta, ha recorrido todos los senderos internos, pasado por todas las experiencias y resistencias del despertar y se ha establecido en su verdadera naturaleza, el Ser. El conoce mejor que nadie donde estás y por dónde transitas. Es la voz de la experiencia y la sabiduría que proviene de quien ha dejado atrás la identificación con el ego y la mente. Está libre de condicionamientos de agitación e ignorancia y representa un faro que alumbra en la oscuridad.

Conocer a un ser así es la mayor bendición que puedes recibir.

Capítulo 5
La práctica de la meditación

Por la Práctica y el Desapego cesan las fluctuaciones de la mente.

Yogasutras de Patanjali

Ha llegado el momento de la verdad. Llevar la teoría a la práctica. La experiencia de la meditación solo llega cuando te sientas a meditar. Está bien que adquieras la información necesaria para comprender intelectualmente qué es la meditación, pero solo su práctica te transformará.

Puedes mantener una actitud meditativa en cualquier lugar, momento y experiencia de la vida. Cuanto más asentada esté dentro de ti la meditación y la experiencia del silencio, más fácil te será vivir la vida con atención, consciencia, calma y ecuanimidad. Cualidades que te permitirán responder a los diferentes eventos con lo mejor de ti, evitando respuestas automáticas y reactivas que por lo general complican más que favorecen.

Sin embargo, en este capítulo vamos a centrarnos en la práctica de la meditación como **actividad única y distinta** del resto de actividades cotidianas. Es la **práctica formal** de algunas tradiciones. Meditar es el proceso o método de llevar la atención hacia el interior disminuyendo la actividad incesante del pensamiento y las emociones. Y este proceso requiere de ciertos elementos.

Pero antes de pasar a elaborarlos, es esencial que sepas que la meditación descrita en este libro es una práctica delicada, no por peligrosa, sino porque la **técnica es tan sencilla, sutil y sin esfuerzo**, que fácilmente puede ser tergiversada por el esfuerzo voluntario de hacerla. La **meditación sucede**, y cuanto menos interfieras con ella, mejor resultado tendrás. No es que tú quieras interferir a propósito, sino que tu mente con sus condicionamientos suele complicar lo que es sencillo.

Por eso la guía personal de un instructor experimentado puede ser muy necesaria para facilitar el proceso de iniciación y continuidad de la meditación.

Preliminares

Tiempo

La meditación es un tiempo a solas con uno mismo. Así que surgen algunas cuestiones:

- **¿Cuánto tiempo medito?**

  El tiempo que puedas dedicarle a la meditación lógicamente estará en función de tu deseo y disponibilidad.

Demasiado tiempo puede comprometer tus otras actividades cotidianas, ya sean de carácter obligado (trabajo, tareas domésticas, compromisos) o de ocio (relaciones, deporte, etc.). Puede también resultar excesivo para tu nivel de experiencia y preparación. Un exceso de entrenamiento, en cualquier disciplina, que supere tus capacidades no te acercará al éxito sino al cansancio y el fracaso.

Demasiado poco tiempo no producirá resultados. La meditación es un proceso de interiorización que requiere de cierto tiempo para llevar la actividad y agitación de la mente en estado de vigilia a un estado de menor actividad y mayor silencio. La mente en vigilia está proyectada hacia el exterior. Durante la meditación invertimos esa tendencia y la volvemos progresivamente hacia dentro. Ello requiere de un tiempo, sobre todo si eres principiante o con poca experiencia.

Un **tiempo adecuado** son **15-20 minutos por sesión** si tienes la posibilidad de practicarla **dos** veces al día. Si solo tienes un hueco para hacerla, trata de llevarla hasta los **30-40 minutos**. Si te parece mucho tiempo seguido, empieza con los 15-20 y añade algunos minutos más a lo largo de las siguientes semanas. Te aseguro que te será más fácil de lo que crees encontrar esos 10-20 minutos extra para tu meditación diaria.

Busca siempre un **tiempo suplementario** de unos 10 minutos. Necesitas una **transición** hacia la meditación y desde la meditación, así que cuenta con unos minutos previos y posteriores a la práctica meditativa.

- **¿En qué momento medito?**

El momento dependerá de nuevo de tus posibilidades. Busca el espacio de tiempo donde menos distracciones puedas tener del entorno, donde no tengas tareas pendientes o familiares que atender que puedan impacientar tu mente.

Si es posible, contempla estas posibilidades:

➢ **Por la mañana temprano**, antes de iniciar tu actividad diaria. El esfuerzo de madrugar unos minutos más será pronto recompensado por los beneficios de la práctica. Si tienes que levantarte temprano, por gusto o por obligación, y no vas con el tiempo justo, sabrás que, en la mañana, alrededor o antes de que salga el sol, hay una cualidad muy notable en la naturaleza de calma, silencio, claridad y ligereza. También puedes percibirlo en menor grado en las ciudades antes del ajetreo del trabajo y la apertura de los comercios, los colegios, etc.

  La meditación matutina pronto ayudará a despertar tu mente y a que afrontes el día con mejor ánimo, energía y calma.

➢ **Por la tarde.** De un modo parecido, el atardecer muestra otro periodo de tránsito en la naturaleza en el que se pueden percibir esas cualidades que nos invitan al reposo y la calma. Es muy difícil o imposible de notar en las ciudades, en las que habitualmente la vuelta del trabajo y el comienzo de mucha de la actividad de ocio comienza.

La meditación de la tarde relajará tu mente y tu sistema nervioso de la tensión del día. El descanso extra te devolverá buena parte de la energía perdida y tu mente, más fresca, acometerá con otro estado de ánimo, de interés y atención los eventos de la última parte del día. Sentirás como mejora tu actitud ante tu pareja, hijos y amigos en cuanto tu mente se libere del estrés. En una palabra, disfrutarás más de ellos y de todo aquello que hagas en tu tiempo de ocio.

- **Regularidad - Intensidad**

Un factor clave para disfrutar de los beneficios de la meditación es practicarla con regularidad. Es la repetición de cualquier habilidad la que otorga el dominio y la maestría de la misma. Si quieres dominar la meditación, entonces tienes que concienciarte que es una carrera de fondo en la que tienes que dosificarte para llegar a la meta. Una práctica breve o moderada diaria y durante mucho tiempo, producirá mucho más resultado que prácticas intensas (sprint) que se abandonan luego por un tiempo. Recuerda el cuento de la liebre y la tortuga. Al final quien llega a la meta primero, pasito a pasito, es la tortuga, frente a una liebre perpleja que no da crédito a sus ojos.

La meditación es cuestión de entrenamiento neurológico. Llevas a tu cerebro a funcionar de manera distinta
y a tus neuronas a crear nuevas redes y conexiones, y
esto solo es posible por la **repetición continuada y
sin interrupción.**

Lugar

Si vas a llevar tu mente al silencio interior, entonces un entorno que apoye estas cualidades será recomendable. Con
la experiencia, podrás entrar en meditación en espacios de
mayor ruido, pero qué duda cabe que un entorno tranquilo favorecerá un estado más profundo en la meditación.

Busca pues un lugar donde puedas estar a solas y donde
los estímulos externos estén atenuados, tanto los sonoros
como los lumínicos. Los sentidos de percepción buscan
alimentarse con toda clase de impresiones y estímulos, así
que reducir estos llevará a una menor activación sensorial,
que a su vez dejará de atraer la mente. De hecho, basta
que cierres los ojos para que la corteza occipital del cerebro, que procesa la visión, entré en modo alfa de funcionamiento, que indica reposo y alerta, frente al patrón beta
de ondas cerebrales, el cual indica que el cerebro está más
activo y proyectado hacia afuera.

Postura

Meditamos con el cuerpo y en el cuerpo para finalmente trascenderlo. El cuerpo manda constantes mensajes al cerebro a través del sistema sensorial aferente. Si el cuerpo esta incómodo, el cerebro y tú lo notaréis y habrá un impulso a ocuparse del malestar, no a profundizar en la meditación.

Busca pues una postura que te sea cómoda, donde el cuerpo no de señales de alarma o malestar. No es necesario adoptar la típica **postura del loto** para meditar. Puedes hacerlo, desde luego, siempre y cuando no cause tensión en tu cuerpo durante el tiempo previsto de meditación.

La postura debe ser segura y relajada. Vas a introducirte en lo profundo de tu mente y puedes, en ocasiones, perder la consciencia del cuerpo tal y como lo sientes cuando estás despierto. Así que el cuerpo debe estar seguro y bien sostenido, para que con la relajación profunda no pueda caerse. Esa postura **cómoda y estable**, desactiva el exceso de tono muscular y la activación simpática, favoreciendo la meditación.

Quizás estés tentado a irte más del lado de la comodidad que de la firmeza y la estabilidad y adoptes una posición acostada en la cama. Bien, aunque es posible, no es recomendable. Recuerda que buscamos con la meditación un estado de alerta en reposo, de atención y calma, de firmeza relajada. El exceso de relajación, la memoria corporal, la cama, todos son estímulos que inducen la entrada en el sueño, y no tanto en la meditación.

Así pues, bastará una postura equilibrada entre la horizontal y la vertical de pie, que es la de sentado, en la que se da un perfecto equilibrio entre este par de opuestos, e inducirá una respuesta semejante a nivel neurológico: **no estás activo, pero tampoco duermes.**

La postura cobra una mayor relevancia en fases avanzadas, pero al comienzo busca, cuando meditas, que el cuerpo no suponga un freno a la meditación. El cerebro interpreta cualquier sensación desagradable como una posible amenaza, así que no alimentes su hipervigilancia y hazle saber que todo va bien.

Comida y sueño

Ambos van a interferir en algún grado con la práctica.

Si tu sistema nervioso esta fatigado tenderá al sueño. Entrarás en una meditación donde fácilmente perderás la consciencia, dejándote en un estado de duermevela o ensoñación que sin duda te recuperará de tu cansancio, pero te impedirá experimentar la lucidez de la meditación. En estos casos puede ser preferible descansar o dormir antes que meditar.

La meditación puede producir un efecto ambivalente, que será más predominante en uno u otro aspecto según las personas o el momento en que se encuentren. Puede **despertarte** o **relajarte**. Cuando el sistema nervioso está bien equilibrado y descansado, el resultado de la meditación es un perfecto equilibrio entre ambas cualidades, alerta y relajación. Pero diversas condiciones del sistema nervioso puede que decanten durante un tiempo la meditación hacia un lado u otro. Por eso hay personas y momentos en los que la meditación realizada antes de dormir dificultará el sueño y otras en las que lo facilitará. Ante la duda conviene al principio separar la práctica un par de horas del momento de ir a dormir, pero no hay nada como la propia observación y atención de uno mismo.

De igual manera, **la comida**, sobre todo cuando es en exceso, produce una activación parasimpática que induce al sopor y la somnolencia. El proceso de la digestión lleva la sangre y la actividad del cuerpo a las vísceras del aparato digestivo, lo cual también puede entorpecer la práctica meditativa. Ciertos estudios muestran que, durante la meditación, el consumo de oxígeno en el cerebro aumenta entre un 17 y 20% según las áreas. Esto implica necesariamente más flujo sanguíneo. Pero si la sangre está ocupada en la digestión…la meditación será levemente entorpecida o lo será la digestión, o ambas. Mejor, por tanto, meditar con el estómago vacío.

Ejercicio físico

El deporte y el ejercicio inducen una **respuesta de activación simpática,** que es contraria a la respuesta parasimpática de la meditación.

Si la meditación la realizas inmediatamente después de un ejercicio de moderada intensidad con relación a tus capacidades físicas, la activación simpática mantendrá buena parte de tu práctica en el nivel superficial de tu mente, ya que el proceso de desactivación requiere un tiempo. Así que es aconsejable dejar un espacio de tiempo y recuperación entre el ejercicio y la meditación para aprovechar mejor esta última. El intervalo de tiempo dependerá de la intensidad física a la que te hayas sometido y de tu capacidad de recuperación. Debes facilitar una transición suave de una fase a otra.

Lo mismo sucede al revés, cuando pasas de la meditación a un ejercicio de intensidad. De igual forma que calientas el cuerpo antes de hacer deporte para minimizar el riesgo de lesiones, así debes proceder cuando sales de la meditación. Un periodo de transición donde el cuerpo se va activando poco a poco evitará tensión en la fisiología.

Puede ocurrir también que decidas meditar al cabo de un buen rato de hacer ejercicio, en la fase de recuperación, pues recuerda que a toda activación le sigue una fase de predominio parasimpático de descanso y restauración. Si empiezas a meditar en esta fase donde todavía estas bajo los efectos de la fatiga, entrarás más fácilmente en la meditación, pero tendrás mayor riego de quedarte dormido o en un fase de ensoñación meditativa, que permitirá a tu fisiología recuperarse antes, pero a costa de perder claridad en la experiencia de la meditación.

Estados emocionales

La meditación ayuda a regular el sistema límbico, el cerebro emocional, disminuyendo su activación y los estados distímicos y ansiosos.

En términos generales y prácticos podemos clasificar los estados emocionales en dos categorías de:

- **Activación**, como son la rabia, el miedo, la alegría.
- **Inhibición**, como es la tristeza.

Muchos estados emocionales se derivan de estas emociones básicas.

Las **emociones de activación** dificultarán la práctica en sí. Si estas enfadado, colérico, irritado, temeroso, ansioso o angustiado…estás en respuesta de estrés, justo la contraria a la meditación. La práctica meditativa te ayudará a desactivarlas, pero ellas harán más difícil tu meditación hasta que disminuyan su intensidad. También se comportarán como obstáculos previos para sentarte a meditar, porque en estos estados quieres ir hacia fuera, para luchar o para huir. No inducen a la quietud y a mirar para dentro, como tampoco lo hace un exceso de alegría.

Por el contrario, las **emociones de inhibición**, como la tristeza, la apatía, la falta de entusiasmo, etc. facilitan la entrada en la meditación, porque ya estas desactivado. Sin embargo, el problema de estas emociones surge sobre todo por la inercia a actuar y tomar decisiones, lo cual incluye también al hecho de ponerse a meditar. Es más fácil meditar con ellas, pero más difícil tomar la iniciativa de hacerlo, justo al contrario de lo que sucede con las emociones de activación, en las que sí hay energía para tomar decisiones y sentarse a meditar, pero donde el nivel de activación no te permite entrar bien en la meditación.

Los estados emocionales pueden ser temporales y momentáneos, o persistentes y crónicos, dando lugar a *rasgos de ser*. Saberlo puede permitir la utilización de técnicas auxiliares a la meditación que faciliten su regulación.

La práctica

El inicio

Habiendo tenido en cuenta los aspectos preliminares, ha llegado la hora de sentarte a meditar.

El inicio de la práctica es siempre un **fase de transición** entre la actividad ordinaria de estar en el mundo exterior y la actividad de ir hacia el mundo interior.

Durante los primeros dos o tres minutos:

- Coloca bien la postura, que esta sea cómoda y firme.

- Toma consciencia de tu elección de meditar.

- Lleva la atención al cuerpo y siéntelo desde la planta de los pies a la cabeza.

- Respira y toma consciencia de tu respiración.

- Suéltate, relájate y abandona todo propósito, tarea o deber.

El proceso

A continuación, empieza a meditar. Para ello vas a utilizar un sonido o palabra que sirva de objeto de meditación. Recuerda que todo el proceso es mental, ninguna palabra sale de tu boca.

Puedes practicar con la palabra o el sonido **YAM.**

- Suavemente empieza a pensar el sonido, sin expectativas, con inocencia, como un juego.

- Lo piensas y lo dejas marchar, es decir no lo repites de forma continua y compulsiva. No mantienes la atención fija en él.

- El proceso de la meditación, *abhyâsa* y *vayragya*, es doble. Tan importante es pensar en el sonido como dejarlo ir.

- *Abhyâsa*, no te esfuerces en pronunciarlo de determinada manera, ni con cierta cadencia o regularidad, ni quieras oírlo con claridad en tu mente. Pensar el sonido es más bien tener la intención de pensarlo.

- *Vairagya*, déjalo marchar, suelta todo control de tu atención, déjate llevar por lo que surja en tu interior. Normalmente se empieza a producir una tendencia interiorizante que te lleva a sentirte cada vez más tranquilo y silencioso. Soltar el sonido es tan importante como recuperarlo.

- Cuando tomes consciencia de que tu atención está depositada o secuestrada en objetos distintos del sonido (pensamientos, recuerdos, emociones, sensaciones corporales o estímulos externos), vuelve suavemente a traer el sonido a tu atención, con delicadeza, con sutileza, como si quisieras acariciarlo sin perturbarlo, sin expectativas.

- Sigue con este proceso todo el tiempo de tu meditación: *abhyâsa-vayragya, abhyâsa-vayragya, abhyâsa-vayragya…***tómalo-déjalo**.

El final

Cuando haya transcurrido el tiempo marcado de meditación, quédate 2-5 minutos en quietud y con los ojos cerrados:

- Deja de pensar el sonido.

- Cuando sientas lleva tu atención al cuerpo; siente la postura.

- Toma consciencia de tu respiración.

- Date cuenta de los estímulos del entorno, habitación, casa, calle.

- Respira dos o tres inspiraciones profundas.

- Empieza, con los ojos cerrados aún, a mover la cabeza, las manos, las piernas…estira el cuerpo a la posición que desees.

- Si dispones de tiempo, acuéstate para terminar de integrar la práctica durante unos minutos. Toma consciencia de los cambios que se han producido en ti, en tus pensamientos y emociones, en tu cuerpo y en tu respiración.

- Abre los ojos, mira a tu alrededor, incorpórate y sal de la meditación.

Cuestiones relativas a la práctica

La actitud ante los contenidos mentales

Es completamente normal experimentar durante la meditación los contenidos mentales (pensamientos, emociones y sensaciones) que percibimos durante el resto del día. De hecho, puede que los experimentes con más fuerza, pero es solo una apariencia producto de llevar la atención al mundo interior y tomar consciencia de lo que allí se mueve.

Estos contenidos tenderán a secuestrar tu atención, porque en realidad estás "muy poco ocupado" (repetir de manera casi imperceptible el sonido de la meditación) y ello favorece que estos pensamientos se manifiesten con más fuerza (recuerda la **red neuronal por defecto**).

Es muy importante la actitud que tomes hacia estos contenidos. Ellos forman parte de tu meditación y no debes de tomar una actitud de rechazo o crítica, pues te van a acompañar un largo trecho en tu práctica. De igual manera, no trates de potenciarlos recreándote, analizando y deteniéndote en ellos.

Verás que diferentes contenidos provocan en ti **dos** reacciones:

- De **atracción**, *raga*. Si los contenidos son agradables te entretendrás en ellos, te secuestrarán y pasarás buena parte de la meditación perdido en ellos. No importa.

- De **repulsión**, *dvesa*. Si son desagradables, dolorosos o molestos producirán una respuesta de rechazo, y de la misma forma te secuestrarán tratando de evitar que vuelvan a surgir. No importa.

Ambas reacciones son normales.

Llegará un momento durante la práctica en el que te darás cuenta de que hace tiempo que estas perdido y enredado en ellos y has olvidado traer delicadamente el sonido de la meditación. Simplemente es el momento de sentir y percibir el sonido de nuevo…y volver a dejarlo marchar.

Poco a poco desarrollarás una actitud más neutra ante tus propios contenidos. *Vayragya* significa "desapego". Esta es la actitud adecuada. No importa que vengan o no, si son agradables o desagradables, o si vienen en forma de imágenes, sensaciones, sonidos, colores, etc. Ni los rechazas, ni los acoges…tu propósito, tu único propósito es retomar el sonido de la meditación y dejarlo marchar, una y otra vez.

El sonido de meditación

Al principio tenderás a repetir el sonido casi de forma audible, con un pensamiento claro, incluso puede que tus cuerdas vocales intenten pronunciarlo. Claramente hay aquí un esfuerzo de la mente superficial de intervenir en el proceso.

Suelta el esfuerzo, no impongas una vocalización determinada al sonido, ni tampoco una cadencia o repetición regular, pero tampoco te olvides de él. Tráelo con periodicidad, pero al mismo tiempo dale cierta autonomía.

Deposita suavemente la atención en él. Es casi como un sentimiento, un vago recuerdo, una tenue impresión que toca tu consciencia y se va. Y cuando se va, déjate ir, piérdete, hasta que lo vuelvas a encontrar…solo tienes que desearlo, y ese deseo es una llamada que lo trae de vuelta. Muy tenue, muy simple, sin esfuerzo, como un roce.

La experiencia subjetiva

Viene marcada por la práctica en sí y por el proceso de liberación de tensiones y condicionamientos:

- **La práctica.**

  Puedes añadir tensión si intentas forzar la concentración en el sonido. Un exceso de celo, de esfuerzo, de atención activa (*abhyasa*) impedirá que la meditación progrese disminuyendo la actividad y el ruido mental.

  Por el contrario, un exceso de relajación, de dejarte llevar (*vayragya*), te sumergirá en la ensoñación y la imaginación, o el sueño, la flacidez y la hipotonía.

  El justo equilibrio entre ambas actitudes garantiza una práctica efectiva.

- **La liberación de tensiones y condicionamientos.**

  Y la práctica bien hecha te sumergirá en ti mismo activando los procesos de restauración, mediante la emergencia de contenidos mentales. En función de la cualidad de estos contenidos se modificará tu experiencia.

  Por ello ninguna meditación es igual a otra, ni una experiencia subjetiva de mayor bienestar y silencio es mejor que las que transcurren aparentemente con mayor actividad mental.

Pero es importante **distinguir** si la experiencia proviene de una **mala práctica** (exceso de tensión o distensión) o de un **proceso de liberación y purificación** de estrés y de condicionamientos.

En ocasiones, cuando ya se tiene experiencia o se realiza una práctica prolongada, dicha liberación puede ser **intensa,** dando lugar a experiencias subjetivas de cierto malestar. Uno puede minimizar habitualmente estas manifestaciones durante la sesión manteniendo una actitud de desapego, de soltar la experiencia, acelerando así los procesos de restauración neurovegetativa. Si con ello no basta, se puede terminar antes la meditación y reposar un tiempo hasta que el proceso se pare o continúe de forma tolerable.

En estos momentos es cuando **la guía de un instructor experimentado** se torna esencial.

Condiciones especiales

- **Edad.**

  La práctica meditativa, como hemos visto, requiere ciertas características. Una esencial es que debe ser libremente elegida y practicada día tras día. Debe reunir también el deseo y la capacidad de permanecer quieto y vuelto hacia dentro durante algún tiempo. Por eso, por debajo de ciertas edades la meditación que aquí se propone no debe ni puede ser aplicada. Otras técnicas son más apropiadas por debajo de los 10-12 años, aquellas que involucran el movimiento, el juego, el descubrimiento, la relación.

Pero como no todos los niños y adolescentes tienen el mismo ritmo de maduración, habrá que personalizar en cada caso particular cuando y como empezar la práctica meditativa interna.

- **Trastornos psicológicos y enfermedades psiquiátricas.**

La meditación está contraindicada, en términos generales, en cuadros psicóticos en los que la personalidad está desestructurada y el sentido de realidad muy distorsionado. En estos casos, solo bajo estricta supervisión de un profesional bien experimentado puede ser aplicada alguna de las técnicas meditativas.

Otros trastornos no psicóticos como las neurosis, las distimias, los trastornos de ansiedad y de personalidad, se pueden beneficiar grandemente de la meditación, pero deberán ser supervisados de manera competente para atender las diferentes circunstancias que puedan surgir dentro y fuera de la meditación. Estas condiciones, como ya vimos, imprimen su sello tanto en la experiencia subjetiva de la meditación, como en los factores que llevan a una práctica estable y regular de la meditación, requisito básico para beneficiarse de la misma.

- **Drogas no prescritas y psicofármacos.**

Las drogas producen en general cambios en la química cerebral, afectando profundamente las facultades perceptivas, cognitivas y emocionales de quienes la toman, y arruinando a corto y medio plazo la salud psicológica y neurológica de la persona. La meditación está contraindicada mientras exista un consumo activo, dado que la química cerebral alterada condicionará y distorsionará grandemente la práctica. Una vez que se abandona el consumo, la meditación supervisada puede ser de gran utilidad al normalizar poco a poco la química cerebral y resolver los conflictos y carencias de la personalidad que llevan a la adicción. Numerosos estudios muestran el papel positivo en la rehabilitación de la drogadicción, pero muchos factores, como el tipo de droga, el tiempo e intensidad del consumo, la personalidad subyacente, las condiciones socioeconómicas y culturales, etc., condicionarán la adhesión a la práctica y su eficacia a medio plazo.

De igual forma, pero en menor medida, la toma de psicofármacos en general hará necesaria una práctica supervisada de la misma para atender las dificultades que puedan surgir dentro de la meditación y en la adhesión a la misma.

- **Enfermedades y trastornos físicos.**

La meditación mejora la salud física de forma indudable. Muchos trastornos menores o funcionales simplemente desaparecen al activar los propios mecanismos de restauración y homeostasis del organismo.

Y en otros casos más graves o crónicos, la meditación mejora las expectativas terapéuticas de los tratamientos médicos.

La enfermedad es un aliciente para incorporar la meditación en el día a día, pero dependiendo del tipo y estadio de la patología, una supervisión adecuada puede adaptar la práctica para un mayor beneficio.

Capítulo 6
Consolidando la práctica

La práctica (meditativa) solo queda firmemente establecida cuando es aplicada por largo tiempo, sin interrupción, con respeto, cuidado y fervor.

Yogasutras de Patanjali

La meditación, como has podido conocer a lo largo de los capítulos anteriores, producirá desde dentro un cambio sutil y progresivo en tu mente, aumentando tu lucidez, atención, serenidad y equilibrio.

Pero el **territorio interior** (la mente y la personalidad) suele estar habitado por algunas ideas, emociones, conductas y hábitos de vida que no impiden, pero sí pueden dificultar una práctica regular y profunda de la meditación. De igual forma ocurre con el **territorio exterior** (el cuerpo, el entorno y las relaciones).

Conocer de antemano todos estos aspectos puede llevarte a estabilizar tu práctica en el día a día.

Se razonable en tus expectativas

Muchas personas se desalientan pronto de la meditación porque albergan en su inicio grandes expectativas. Esperan grandes cosas de la meditación. Algunos han leído sobre como optimiza el funcionamiento del cerebro y mejora la fisiología del cuerpo. Otros han visto cambios muy positivos en alguna persona cercana. Unos pocos han oído acerca de la Iluminación o de los distintos poderes o *sidhis* que la tradición otorga al yogui, la persona que ha dominado y desarrollado su mente a través de la disciplina meditativa.

Pero cada persona es única en muchos aspectos. Factores genéticos, epigenéticos, fisiológicos, caracterológicos… amén de las variadísimas experiencias de vida, dan a cada persona su sello de identidad propia y exclusiva. Todas estas variables condicionan el punto de partida, la experiencia y los resultados de la práctica.

Mantén, por tanto, un cierto desapego respecto al resultado, tanto dentro como fuera de la práctica meditativa.

Durante la meditación el desapego es esencial, como ya viste. Fuera de ella, te permitirá otorgar el tiempo suficiente a la práctica para que sus frutos aparezcan. Siembra la semilla, ocúpate de mantener la tierra húmeda y en condiciones adecuadas de temperatura. No hace falta mucho más para que llegado el tiempo la semilla germine. No es de tu incumbencia como lo hace, pero sí lo es poner las condiciones que son necesarias para que su potencial se desenvuelva. La meditación es la semilla, tu **actitud libre de expectativas**, *vayragya*, es el terreno propicio.

Planifica tu tiempo

Si algo es incuestionable es que la meditación produce resultados a corto, medio y largo plazo, solo en la medida que **es practicada**.

Nadie cuestiona que realizar un grado universitario exige la dedicación suficiente para avanzar por todo el programa de estudios superando los créditos otorgados a cada una de las asignaturas. Decidir realizar estudios universitarios supone que das por hecho el tiempo y el esfuerzo que vas a dedicarle y que ese tiempo no estará disponible para otras actividades. Y también sabes que no obtendrás el título, el resultado de tus esfuerzos, hasta finalizar el tiempo marcado para ello.

Por tanto, empieza y practica la meditación desde esta mentalidad. Es un proyecto a largo plazo capaz de otorgarte una profunda realización solo si le dedicas el tiempo necesario.

La meditación expuesta en este libro no exige grandes esfuerzos, pero siendo realistas, ponerte a meditar sí supone que tendrás que hacer algún pequeño sacrificio a fin de organizar tu día a día y reservar un periodo a su práctica. No siempre es fácil en nuestro vivir cotidiano, donde la mayor escasez no es de dinero (la mayoría tiene el suficiente para garantizar bien la satisfacción de las necesidades esenciales de la vida), sino de tiempo disponible.

Nuestro tiempo es secuestrado por múltiples tareas y es pues necesario una planificación y una estrategia para priorizar lo esencial y desechar lo irrelevante o accesorio. Te llevará un tiempo descubrir cuan esencial y prioritaria es la meditación para ti. Mientras, te debatirás entre el sí y el no, y ocuparás mucho tiempo de la meditación en otras actividades propias de lo cotidiano. El hecho de ponerte a meditar cada día requiere cierta dosis de disciplina y esfuerzo al principio, aunque todo esfuerzo te abandone una vez comenzada y establecida su práctica.

Abhyâsa es el término sanscrito que define la práctica. Entiéndelo aquí como la elección y el esfuerzo de incorporarla a tu vida. Es algo que has decidido añadir, sumar e integrar en tu vida y para ello necesitas darle espacio y tiempo. Pero *abhyâsa* conlleva también *vayragya*, y toda elección, y la meditación lo es, implica simultáneamente que algo se deja, se abandona y se pierde, al menos temporalmente. Este par de cualidades opuestas, *abhyâsa y vairagya*, son esenciales como ves, en la comprensión a diferentes niveles, de la practica meditativa.

Potencia lo favorable

Dice un dicho, "lo semejante suma y lo diferente resta".

Hay cosas, circunstancias y personas que favorecen determinados elementos o áreas de tu vida. Si quieres realizar deporte, te juntas con personas afines y te orientas a lugares donde su práctica es posible, no te enfocas en las bibliotecas y en las personas intelectuales. Lo semejante añade más de eso a tu vida y lo diferente lo resta.

Si quieres incorporar la meditación a tu día a día, deberás tener en cuenta de nuevo ese par tan importante que es *abhyâsa* y *vairagya*.

El primero, *abhyâsa*, hace referencia a todo aquello que **favorece, apoya y contribuye a tu práctica meditativa**. Es la intención y la acción de atraer, buscar y encontrar todo aquello que torna fácil tu práctica. Es remar a favor de la corriente, y dejar que la fuerza del agua (del entorno y las circunstancias) se sume a tu esfuerzo.

Si la meditación supone un encuentro contigo mismo, un entrar en la calma, la atención y el bienestar, el cultivo a lo largo del día de esas mismas cualidades apoyará tu práctica e igualmente lo harán todas aquellas actividades, personas y circunstancias que promuevan cualidades semejantes.

Me encuentro con demasiada frecuencia con personas que aprenden una técnica de meditación y que al cabo de cierto tiempo la abandonan. Las razones que esgrimen son muchas: "no tengo tiempo, me lío con otras cosas, no encuentro el espacio donde hacerla, no tengo energía o voluntad o motivación para ponerme, las personas de mi alrededor no colaboran" y un largo etc. Pocos hablan de que la meditación no les funciona, pero las distintas circunstancias personales y ambientales, contrarias o no favorables al hábito de meditar hacen que finalmente su práctica se abandone.

Toma consciencia de esto y rodéate de todo aquello que sea favorable a tu decisión de meditar. La atención es una fuerza que atrae y promueve. Pon atención a ello y la meditación crecerá y se integrará armónicamente en tu vida.

Cuando las personas se sienten apoyadas se motivan y se orientan. Hoy en día es más fácil de lo que crees rodearte de opciones favorables a la meditación: libros, conferencias, reuniones, personas, retiros, asociaciones, y un largo etc.

Disminuye lo desfavorable

El segundo elemento, *vairagya*, significa entre otras cosas, alejarte de lo que te separa de tu objetivo, de aquello que no es favorable a la meditación.

En primer lugar, **tus estados emocionales** de preocupación, ansiedad, temor, rabia, duda, descontento, tristeza, etc., no apoyan precisamente tu práctica. Pueden, es cierto, convertirse en acicate de la meditación solo cuando ésta, ya forma parte de tu vida, pues tienes la experiencia de cómo su práctica regular, y en ocasiones intensiva, te ayuda a superar más fácilmente los estados emocionales negativos. Pero cuando estás iniciándote lo que ocurre no es precisamente esto.

Cuando eres presa de esos estados internos, buscas salidas rápidas que normalmente complican más que ayudan. Ponemos entonces en marcha **conductas desadaptativas** para liberarnos de las sensaciones desagradables que dichas emociones producen en nosotros y en el cuerpo. Así, te quedas tumbado en el sofá abandonando todo esfuerzo por resolver la causa de tu malestar, o te desconectas con programas de televisión basura, o fumas o bebes más de la cuenta, o te "gratificas" comiendo cualquier cosa, pero muy especialmente aquello que sabes que no te beneficia, o te pierdes con personas inadecuadas y trasnochas más de la cuenta, etc. Intentas **escapar**, no resolver tu situación con cada una de estas actividades.

Todas estas emociones y conductas desadaptativas crean agitación o embotamiento en la mente, no la invitan a permanecer en calma y despierta y son por tanto contrarias a la meditación. Es probable que estos estados internos te inciten a abandonar tu práctica. ¿No te has dado cuenta de que en momentos de malestar emocional se tiende a hacer aquello que te daña aún más? Así pues, mantente alerta y no te identifiques con ellos para que así no tengan tanto poder sobre ti.

Sin duda la meditación es uno de los mejores recursos que tienes para neutralizar y superar las emociones negativas.

Soltar, dejar ir…también hace referencia a toda aquella actividad externa que o bien produzca perturbación y agitación en ti, o sea **accesoria e irrelevante**. ¿Cuántas veces pierdes el tiempo en cosas, eventos o personas que no has elegido conscientemente? Recuerda a menudo que dispones de un tiempo limitado, ¡no lo malgastes! rentabilízalo de la mejor forma posible. Aprende a decir no, a decirte no, a dejar ir lo que ya no es útil ni válido para aquellos propósitos más íntegros, maduros y conscientes que albergas en tu interior.

Atiende tu cuerpo

Quizás pasaste una noche de fiesta, bebiste y comiste más de la cuenta, bailaste más allá de tus posibilidades, te acostaste tarde y caíste en un sueño más soporífero de lo habitual. No es difícil imaginar el día que te espera. Aun con las mejores noticias, tu cuerpo y tu ánimo no estarán para mucha traca.

Bien, sin llegar a esos extremos, el estado de tu cuerpo determina como piensas, sientes y ves el mundo, y eso afectará tu voluntad y tu motivación para meditar.

Todo es más fácil en la vida, incluida la meditación, cuando el cuerpo se encuentra en buenas condiciones de salud y el tono energético es abundante. Para ello es necesario atender fundamentalmente cuatro sistemas: el nervioso (sueño), el respiratorio (respiración), el digestivo (alimentación) y el muscular y óseo (movimiento físico). Ellos nutren al organismo con diferentes clases de alimento contribuyendo a su fortaleza, inmunidad y longevidad.

El sistema nervioso

Un sistema nervioso fatigado por falta de descanso, o bien agitado y alterado por estrés, no permitirá que tomes buenas decisiones. Ciertas emociones como la prisa, el miedo, la colera, la preocupación, etc. drenan la energía de tu sistema nervioso. El estrés daña directamente las neuronas de tu cerebro. La falta de un **sueño adecuado**, en cantidad y calidad, embota la mente y te hace más vulnerable al estrés y a la inestabilidad emocional, dificultando un pensamiento claro y fuerte, y una atención lúcida y estable.

Acuéstate temprano, no más allá de la media noche. Esto permite que tu reloj biológico, el núcleo supraquiasmático, regulado por los ciclos naturales de luz y oscuridad principalmente, sincronice todos tus biorritmos internos y asegure un correcto funcionamiento de tus órganos, hormonas y neurotransmisores.

Evita el exceso de activación (física o psicológica) previo a dormir, la **estimulación sensorial intensa** y la luz azul de las pantallas del móvil, de la tableta o del ordenador, pues todo ello envía señales al organismo de activación, no de descanso, y dificultarán un sueño apacible y profundo.

La desconexión sensorial desactiva la frecuencia *beta* (activación) del cerebro, facilitando un patrón *alfa* de relajación que facilita el acceso al sueño. No puedes entrar en fase de reposo (sueño) si estás en un patrón de ondas *beta*, pues es la manera en que el cerebro se proyecta hacia fuera y toda la actividad del cuerpo se centra en la acción y no en la reparación y el descanso.

El silencio es un requisito evidente para conciliar el sueño, pero también lo es la **oscuridad**. Esta permite que la hormona de la **melatonina** se sintetice. Esta hormona, esencial para muchas funciones, da la nota bioquímica que pone al cuerpo en modo pausa, siendo esencial para un sueño continuado que conlleve al menos de cuatro a seis ciclos completos. Un ciclo dura alrededor de una hora y media y está compuesto de varias fases, que van desde el sueño REM (sueños) hasta el sueño profundo.

Cuando el sistema nervioso no se encuentra en buenas condiciones, el acceso a los estados meditativos se dificulta o se imposibilita. Uno de los efectos más concluyentes de la meditación es su efecto normalizador y sanador del cerebro y del tejido nervioso, efecto directamente proporcional a la profundidad alcanzada en su práctica.

Pero un sistema nervioso agotado, no permitirá entrar en meditación y uno solo experimentará un estado de duermevela, ensoñación, o simplemente se dormirá durante la práctica. De igual forma, un sistema nervioso agitado y estresado no permitirá experimentar la calma y serenidad restauradora de la meditación.

El sistema respiratorio

El sistema respiratorio provee al organismo del oxígeno necesario para que este produzca energía en las mitocondrias de sus células.

Por otro lado, la **respiración** ejerce una influencia directa en el estado mental y viceversa. Cualquier alteración de tu estado emocional afecta el patrón y el ritmo de tu respiración. Basta que estés nervioso para que tu respiración se torne agitada, superficial, torácica e irregular. Por el contrario, cuando tu mente está serena, tu respiración fluye en patrones rítmicos bien distintos al estado anterior. Igual de cierto es la influencia que la respiración tiene sobre tu estado mental.

La mayoría de las tensiones, del estrés, de los conflictos emocionales se graban y guardan en el cuerpo, especialmente en los músculos, las fascias y las vísceras. El **cuerpo guarda memoria**. Uno de los lugares donde más se almacenan las tensiones es en el principal músculo respiratorio, el **diafragma**, bloqueando una respiración libre y natural. El diafragma no es el único músculo respiratorio, pues existen otros músculos accesorios, como los intercostales, etc. Sin embargo, el diafragma que separa el tórax del abdomen es un potente músculo que garantiza, cuando se encuentra en condiciones óptimas, la mayor efectividad de la respiración, pues el gasto que produce al contraerse es mínimo en comparación con la expansión pulmonar que genera. No ocurre así cuando, al hallarse bloqueado, respiramos con los músculos accesorios, que consumen mucha energía con relación a la pobre expansión pulmonar que producen.

Respirar con el diafragma, implica que tu respiración es fundamentalmente **abdominal**, siendo ésta la respiración natural que todo bebé tiene y que el adulto ha perdido con demasiada frecuencia, por la tensión acumulada en el plexo solar y el diafragma.

La mejor forma de mejorar la respiración es a través de la respuesta de relajación y el movimiento natural. Por ello, la práctica dinámica de *asana*, el aspecto físico del yoga, se convierte en un eficaz rehabilitador de la función respiratoria. Hay que hacer hincapié en posturas dinámicas, es decir en movimiento más que en estáticas, pues la movilización de los miembros y el tronco favorece los procesos de inspiración y espiración. Es natural espirar cuando el cuerpo se cierra, bien en flexión o en torsión de la columna vertebral, y es natural inspirar cuando el cuerpo se abre en los movimientos de extensión.

Cuando todo ello se realiza con la actitud pausada, atenta y relajada que caracteriza la realización de *asana*, el diafragma se libera progresivamente de su tensión y la respiración recupera su amplitud y ritmo natural. Una respiración así facilita una condición serena y despierta de la mente, que favorece la práctica meditativa. La meditación, por su parte, a través de la respuesta de relajación que produce, contribuye a liberar las tensiones acumuladas en el diafragma, mejorando la cualidad de la respiración.

Las implicaciones de la respiración en el estado mental y en la práctica meditativa exceden el objetivo de esta obra, pero basta con lo dicho hasta ahora para que tomes consciencia de su enorme importancia para la salud y la meditación.

El sistema digestivo

El buen estado de tu sistema digestivo es esencial para el cerebro y el cuerpo. La comprobación de la existencia de neuronas en el tubo digestivo, lo que se conoce como el **segundo cerebro**, y el estudio de la **microbiota**, han hecho patente la capital importancia que tiene el sistema digestivo y la dieta.

La conexión entre ambos cerebros se realiza fundamentalmente a través del **nervio vago**, un nervio que constituye la parte más importante de tu sistema parasimpático (respuesta de relajación). Este nervio es una vía de **doble sentido**. Por un lado, la vía descendente, facilita que los estímulos emocionales lleguen a tus tripas para bien o para mal. Ya sabes por experiencia propia que muchas emociones se sienten en tu abdomen. La vía ascendente lleva información de tus entrañas al cerebro y modifica tu respuesta emocional y cognitiva.

Las neuronas del segundo cerebro son capaces de sentir y responder al medio interno de tu aparato digestivo y comunican un saber visceral que no pasa por tu lado consciente, pero que sin embargo se proyecta en él. Lo más sorprendente es que la **vía ascendente del vago tiene un predominio mucho mayor que la descendente**, así que estamos mucho más condicionados por el estado de nuestras vísceras de lo que nos explicaban hace algunas décadas. Como afirma la sabiduría popular, *"sentimos con las tripas y pensamos con la cabeza"*.

Por otro lado, la misma microbiota que albergamos, y que contiene una cantidad de material genético (microbioma) muchísimo mayor que el propiamente humano (genoma), tiene una influencia determinante en nuestro estado emocional y cognitivo. Estamos pasando de la era de los **probióticos** a la de los **psicobióticos**.

Presta pues, especial atención a tu alimentación y al proceso de digestión, asimilación y eliminación que, en estado de salud, son completamente silenciosos. Permite el descanso y la restauración del sistema digestivo respetando un **ayuno nocturno** de al menos 12-14 horas.

Ante cualquier sensación de disconfort digestivo intercala ayunos de 24 horas o monodietas de 1-2 días. Las primeras señales de desequilibrio orgánico se producen en estas funciones digestivas y los periodos de ayuno lo normalizan rápidamente. Un sistema digestivo inflamado, disbiótico (alteración de la microbiota), producirá una activación inmunitaria y una inflamación de bajo grado que mantendrá estresado al organismo, dificultando en alguna medida la práctica meditativa.

La **meditación produce una activación del nervio vago**, relajando y optimizando todas las funciones viscerales, que a su vez enviarán un feedback positivo al cerebro, de salud y bienestar, facilitando con ello una experiencia más profunda de la práctica meditativa.

El sistema músculo esquelético

Un requisito de la práctica es mantener erguida la **columna vertebral**. Su verticalidad es esencial para facilitar la atención y la consciencia despierta.

Desarrollar el estado meditativo es progresivo en el tiempo. Mantener, por tanto, el cuerpo en una posición inmóvil, sin incomodidad ni malestar, requiere un tono y una flexibilidad muscular apropiada y un buen estado articular.

La realización moderada del ejercicio físico, y en especial de *asanas* (los ejercicios físicos del yoga), es esencial para mantener el sistema osteoarticular y muscular en condiciones apropiadas. El equilibrio entre el tono de los músculos agonistas, que mantienen la verticalidad y la relajación de los antagonistas, asegura una postura confortable, firme y duradera que facilita los procesos prolongados de introspección de la meditación. Aunque las sensaciones de dolor o molestia del cuerpo puedan ser tomadas como parte del ejercicio atencional en la práctica avanzada, en general suelen impedir o dificultar a quien se inicia en la práctica.

Diseña tu espacio

Creamos espacios diferentes para distintas actividades. Tu casa presenta ambientes acondicionados a la función que albergan. Parte de la comodidad de una casa está en la separación de ambientes y espacios. Te prolongas en tu casa, en tu lugar de trabajo y buscas personalizar esos espacios, para crear una sensación de bienestar que facilite la función que en ellos realizas. No te sentirías bien ni sería practico cocinar en el baño, asearte en el fregadero, ver la tele en el recibidor, o dormir en el sofá, por ejemplo.

En todas las culturas y sociedades se han creado espacios concretos para albergar actividades específicas. Si tienes la posibilidad, diseña un espacio para la meditación, puede ser desde una habitación a un pequeño rincón de ella. La cuestión es que el **lugar invite a la práctica**.

Ten a mano todo lo necesario para así facilitar tu meditación diaria:

- Una silla o *zafu* para sentarte.

- Una pequeña mesita con aquello que te inspire y te produzca paz, confianza, relajación.

- Una alfombra que de calidez al espacio.

- Una manta de tejido natural (lino, lana, algodón) y que solo utilices para tu práctica. La manta o el chal te ayudará a generar un microclima energético y una temperatura estable.

- Una vela que no genere riesgos si permanece encendida. El fuego siempre ha sido un elemento vinculado con lo sagrado.

- Incienso o aromas que te inspiren paz y bienestar. Los olores producen una respuesta emocional instantánea al ser procesados directamente por el sistema límbico.

Aunque puedes practicar en cualquier lugar y bajo cualquier circunstancia, tener un espacio especialmente dedicado a ello facilita el hábito de la práctica. El orden y la intención presente en el espacio que cuidadosamente has escogido y diseñado invita al sosiego, la introspección y el recogimiento.

Un aspecto no visible, pero tremendamente importante, es el **ambiente electromagnético** que nos rodea. Somos seres bioeléctricos y todas nuestras células funcionan con electricidad, pero por desgracia estamos sujetos a un sinfín de ondas electromagnéticas parásitas, producto de la civilización actual y que no se encuentran en plena naturaleza.

La **contaminación electromagnética** es, hoy en día, la principal amenaza para la salud y una de las fuentes permanentes de estrés físico. La telefonía móvil afecta directamente a tu cerebro calentándolo como si de un horno microondas se tratara.

Procura pues, que tu espacio de meditación sea lo más neutro posible electromagnéticamente hablando:

- Pon el móvil en modo avión o aléjalo de ti.

- Apaga el wifi de tu casa y aunque no podrás hacer lo mismo con las redes wifi de los vecinos, recuerda que la radiación que recibes es inversamente proporcional a la distancia (el móvil te mostrará las redes wifi y la intensidad de su radiación).

- Sitúate a medio metro de enchufes y cables que transmiten siempre un campo eléctrico.

- Utiliza una ropa de tejido natural, que no genere carga electrostática (esa que da el calambrazo cuando tocas la puerta del coche o la mano de alguien). Esta carga eléctrica es un estrés físico que irrita tu sistema nervioso. El agua corriente sobre el cuerpo, como ocurre al ducharse, es una buena forma de descargar el cuerpo de carga electrostática.

- Si tienes una buena toma de tierra (no siempre ocurre así en los edificios o no siempre la que hay es idónea para el cuerpo. Consulta con un experto en geobiología ante la duda), puedes utilizar una alfombrilla de conexión a tierra que descargue tu cuerpo de esa energía electrostática acumulada por el aislamiento y la falta de contacto con la tierra, que nuestra forma de vida impone. La tierra, por otro lado, es una dadora de electrones, y estos son básicos como fuente de energía y contribuyen a disminuir la inflamación del organismo. La conexión a tierra te permitirá sentirte más relajado y vital. Sal frecuentemente a caminar descalzo por la hierba o por la arena.

Si en la práctica aquí propuesta desconectas voluntariamente tus sentidos del exterior y disminuyes la intensidad lumínica y sonora para facilitar la introspección sensorial, ¿por qué no hacer lo mismo con todos aquellos estímulos que, aunque **no son percibidos consciente o evidentemente**, salvo por las personas electrosensibles, tienen un marcado y comprobado efecto en tu fisiología?

En todas las culturas se han habilitado espacios y edificios con determinadas características geométricas situados en lugares estratégicamente elegidos para facilitar la **relación del hombre con lo sagrado** a través de la oración, la meditación o la plegaria. El hombre resuena con la estructura y el lugar de estos **templos** y accede, especialmente si está preparado y receptivo a ello, a un vínculo más profundo y estable con lo trascendente.

Pero recuerda que puedes meditar casi en cualquier lugar y circunstancia una vez que tengas cierta experiencia en la meditación. El entorno puede ser tan solo un facilitador que te ayude a experimentar niveles más profundos en tu práctica.

Aprende constantemente

Diferentes tradiciones han creado diferentes acercamientos a la meditación que engloban prácticas y métodos diferentes. Cuando la meditación llegó a Occidente, hace ya muchas décadas, se pensaba de una manera genérica que el estado y practica meditativa producía una respuesta fisiológica y cerebral única.

El avance de la tecnología en **neurociencia** y la llegada de más prácticas pertenecientes a diferentes culturas y tradiciones ha permitido conocer en profundidad que **no todas las meditaciones son iguales** en cuanto a cómo modifican el funcionamiento del cerebro, las facultades cognitivas y afectivas y la fisiología corporal.

Así que, dependiendo de tu objetivo, necesidad y progreso en un momento dado, puede ser más interesante que utilices una técnica distinta a la propuesta en este libro, o simplemente puede que necesites soltar más profundamente las resistencias que están dificultando tu experiencia.

Al fin y al cabo, la meditación es como el agua, siempre fluye hasta que se topa con un obstáculo, entonces se remansa y se desborda causando "problemas". Pero no es el agua, sino el obstáculo el que debe ser eliminado. Para ello tienes que estar en estrecho contacto contigo mismo, dispuesto a mirarte con valor, sinceridad y discernimiento, y actuar con la precisión del cirujano que extirpa lo extraño y respeta lo propio. Lo extraño en tu mente son las fuentes de aflicción (ego, pasión, aversión y apego) que se alimentan de la ignorancia de tu verdadera naturaleza.

Es en este sentido que la guía de una persona bien experimentada o un **Maestro** puede hacer mucho bien, porque puede ayudar a identificar mejor el problema y aplicar las variaciones necesarias, dentro y fuera de la práctica, que permitan la continuidad en el progreso de la meditación.

Mantén, por encima de todo, la **actitud del aprendiz** que, con humildad e inocencia, permanece vacío de prejuicios y creencias obsoletas, y está listo para ser llenado con un conocimiento nuevo.

Epílogo

"Todo el propósito de la vida es ganar Iluminación. Ninguna otra cosa es importante comparada con ese estado completamente natural y sublime de conciencia. Así que esfuérzate por conseguirlo; organiza tu vida alrededor de esa meta, no te quedes atrapado en cosas pequeñas y será tuyo".

Maharishi Mahesh Yogi

Si has llegado hasta aquí, puedes pensar que la meditación necesita de muchos requisitos y condiciones para poder ser practicada con éxito. En realidad, no es así, y lo que te comento en estas páginas es solo el fruto de mi experiencia en todos estos años.

Déjame que te muestre una última cosa para concluir.

Cuando **te sientes bien**, con la mente despierta y relajada, eres capaz de tomar mejores decisiones para ti y para tu entorno. De manera natural, tiendes a cuidarte más, respetando las necesidades de tu cuerpo y de tu persona. Tu capacidad de orientar tu vida hacia lo que quieres, aceptando al mismo tiempo, lo que la vida te trae como imprevisto o inevitable, es también mayor. La vida la percibes como oportunidad y aprendizaje y no como problema y es más fácil que respondas de forma más creativa y constructiva ante las circunstancias. Cuando estás en equilibrio aumenta tu capacidad de reflexión y de respuesta adaptativa, lo que te lleva a conductas más positivas y eficaces frente a situaciones de estrés.

Cuando **te sientes mal** y estás en desequilibrio ocurre todo lo contrario, predominando las conductas reactivas y desadaptativas.

Tu vida puede ser una espiral ascendente o descendente dependiendo de las circunstancias que te toque vivir, pero muy especialmente del **estado y actitud que eliges y puedes tener.**

Se puede sacar partido, en términos de crecimiento y madurez interior, a las más duras experiencias humanas como la del psiquiatra Viktor Frankl en los campos de concentración nazi, o malograr y hasta destruir la vida en las mejores condiciones aparentes, como muestran las vidas de algunos famosos que lo "han tenido todo".

Dentro de ti existe un potencial insospechado si sabes cómo contactar y establecerte en él. Un potencial que permite actitudes y respuestas más sanas, creativas, inteligentes, sabias y pacíficas frente a cualquier circunstancia de la vida. La meditación es la vía de acceso directo a ese campo ilimitado que yace en tu interior en espera de ser reencontrado y utilizado.

El **hombre es la suma de diferentes clases de influencias**. Algunas lo dañan, lo empobrecen, lo esclavizan y finalmente lo destruyen. Otras lo benefician, lo enriquecen, lo elevan al conocimiento y lo liberan.

Establecer un vínculo consciente a través de la meditación, con ese campo fuente que en la tradición védica de la India se conoce como *Turiya,* se convierte en la **influencia más beneficiosa y liberadora** que puedes tener. Es más que significativo que los *Yogasutras* describan el estado del yogui que ha llegado a la meta, a su pleno desarrollo, con la palabra *kaivalya,* cuya traducción es **"liberación"**, una experiencia indescriptible de total libertad.

Con ocasión de la implementación de la meditación trascendental como programa piloto de rehabilitación en algunas cárceles, Maharishi Mahesh Yogi comentó

"La vida está llena de limitaciones por fuera,
pero es profundamente libre por dentro".

¡Buen viaje…!!

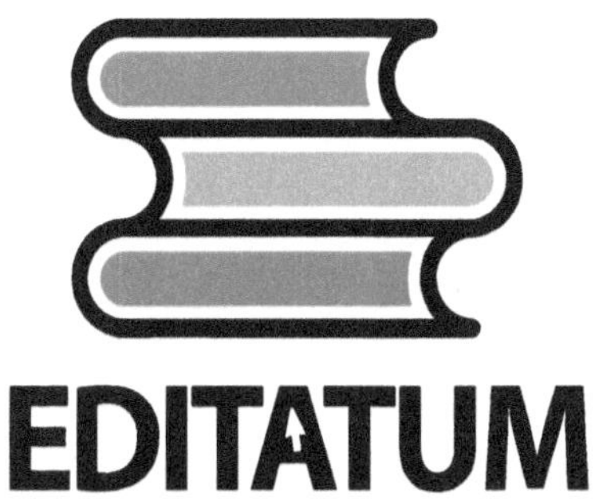

EDITATUM

Libros para crecer

www.editatum.com